T0047969

Técnicas de Reiki esencial

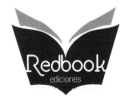
Redbook
ediciones

Técnicas de Reiki esencial

Elizabeth Sinclair

ROBIN
BOOK

© 2018, Elizabeth Sinclair

© 2018, Redbook Ediciones, s. l., Barcelona

Diseño de cubierta e interior: Regina Richling

Ilustración de cubierta: Shutterstock

ISBN: 978-84-9917-522-5

Depósito legal: B-3.752-2018

Impreso por Sagrafic, Plaza Urquinaona 14, 7º-3ª 08010 Barcelona

Impreso en España - *Printed in Spain*

«Cualquier forma de reproducción, distribución, comunicación pública o transformación de esta obra solo puede ser realizada con la autorización de sus titulares, salvo excepción prevista por la ley. Diríjase a CEDRO (Centro Español de Derechos Reprográficos, www.cedro.org) si necesita fotocopiar o escanear algún fragmento de esta obra.»

Índice

Introducción

El acto de la imposición de manos sobre el cuerpo humano o animal para confortar o para aliviar el dolor es tan antiguo como los instintos. Ante la sensación dolorosa, lo primero que hacemos es llevar las manos al lugar dolorido. Cuando una criatura cae y se despelleja la rodilla quiere que su madre la toque (o la bese), y se siente mejor en seguida. Cuando el niño tiene fiebre o está mareado, por instinto la madre apoya la palma de su mano sobre la frente de la criatura. El tacto humano transmite calor, consuelo y poder curativo. También expresa el cariño y el amor. Y también los animales, como el perro o el gato, cuando les duele algo se lamen por instinto la región dolorida, por la misma razón que los humanos aplicamos las manos. Las hembras de los animales lamen a las crías accidentadas. Y ese acto tan sencillo es la base de todas las técnicas de curación por el tacto.

1. ¿Qué es el Reiki?

Los cuerpos vivientes, humanos o animales, irradian calor y energía. Esta energía es la fuerza vital propiamente dicha y tiene tantos nombres como civilizaciones humanas han existido. En un libro titulado *In Search of the Healing Energy* (Destiny Books, 1978), Mary Coddington llenó todo un volumen con la historia de esta energía en las diferentes culturas. Los huna polinesios llamaron *mana* a esta fuerza salutífera, y los indios iroqueses de Norteamérica la conocieron como *orenda*; pero es también *prana* entre los hindúes, *ruach* entre los hebreos, *baraka* en los países islámicos, y *ch'i* para los chinos. Algunos sanadores individuales creyeron descubrir una *energía orgánica* (Wilhelm Reich), un *magnetismo animal* (Mesmer) o un *archaeus* (Paracelso). Los japoneses la llamaron ki y esa es la raíz que aparece en la palabra Reiki. Mantak Chia, un instructor Ch'i Kung, define a ch'i (equivalencia de ki en chino) como «energía, aire, aliento, viento, hálito vital, esencia, vital… la energía activa del universo».

Ch'i Kung (o Qi Gong) es una antigua disciplina terapéutica de Asia basada en la potenciación y la conservación de ch'i mediante el control de los movimientos de esta energía en el organismo. Ch'i o ki es una energía de tipo eléctrico que configura el organismo y determina su estado de salud. Cuando ki se separa del organismo viviente, la vida abandona a éste. Pero ch'i o ki es también la fuerza vital esencial de la Tierra, los planetas, las estrellas y los cielos; y todas estas fuentes de energía influyen sobre el ki del cuerpo viviente. Todo lo que tiene vida contiene ki y lo irradia: es la energía biomagnética del aura.

Los canales de energía

En el régimen de la fuerza energética vital de Reiki, la persona que ha recibido los alineamientos como terapeuta Reiki tiene abiertos los canales de la energía, y despejadas las obstrucciones por efecto de dicho alineamiento. En estas condiciones no solo aumenta su captación de esta energía vital o ki mejorando su propio estado, sino que además participa de la fuente de todo ch'i o ki universal. Para describir esa fuente sirve cualquier denominación que se elija. Yo prefiero llamarla Diosa; otros la llamarán Dios, Yo Superior, Primer Motor, Universo o de cualquier otra manera que implique la creación primordial o energía vital. En realidad Reiki no es una religión, ni obedece a los postulados de religión alguna. Esta fuerza o energía vital es la fuente de la misma vida y muy anterior, como realidad y como concepto, a cualquier sistema religioso o filosófico.

Ciertamente todos los seres vivos tienen ki, pero los alineamientos Reiki conectan al recipiendario de una manera más directa con esa fuente inagotable. Con su primer alineamiento para Reiki I el receptor o la receptora se convierte en un canal de esta energía curativa universal. Desde el momento en que lo recibe hasta el término de sus días, todo cuanto necesita hacer esa persona para ponerse en contacto con el ki terapéutico es posicionar las manos sobre sí misma o sobre otra, y la energía empezará a fluir automáticamente.

Los alineamientos

El alineamiento, al poner a la persona en contacto directo con la fuente de ki, aumenta la energía vital de ésta, le aporta la curación, y le confiere el poder de sanar a otras personas sin agotar las propias reservas. En los breves minutos que dura el proceso del alineamiento, la persona que recibe la energía Reiki se beneficia de un regalo que va a cambiar su vida para siempre, y en sentido positivo desde cualquier punto de vista que se contemple.

Este proceso de alineamiento o iniciación diferencia el Reiki de cualquier otro sistema de curación por imposición de las manos o por el tacto. El alineamiento no es una sesión terapéutica; es la creación de un terapeuta. En Reiki I el discípulo o discípula recibe su primer alineamiento combinado (o los cuatro alineamientos, si se inicia bajo la dirección de un maestro o maestra de Reiki Tradicional), luego otro para el grado Reiki II y otro más para el Reiki III. Cada uno de éstos acentúa la potencia positiva de su capacidad para canalizar el ki. O dicho de otro modo, Reiki es los alineamientos mismos, sin los cuales -que deben transmitirse directamente de maestro/enseñante a discípulo- el proceso no es un sistema de curación Reiki, sino otra cosa diferente.

Los alineamientos se administran de uno en uno, y esto puede ser un bello rito, o un proceso de urgencia y desprovisto de ceremonia; en cualquier caso se trata de la transmisión de un poder mágico. En este proceso la persona enseñante se sitúa a espaldas de la persona a iniciar y se trazan los símbolos. Luego repite la misma operación colocándose delante, y por último se coloca otra vez detrás. Las personas recipiendarias experimentan determinadas sensaciones, aunque cada caso es diferente. A veces dicen haber visto colores, o imágenes; en otras ocasiones se produce la revisión de las existencias anteriores sobre todo si éstas han estado también conectadas con Reiki-, o la sensación de llenarse de luz, o un sentimiento de paz total, de asombro maravillado o de amor. Algunos iniciados perciben más que otros; las sensaciones son siempre definidas, pero agradables, muy suaves. Cuando se le pide que posicione las manos sobre otra persona para ensayar la transmisión de la energía, el nuevo sanador o la nueva sanadora Reiki tal vez experimentará por primera vez la característica sensación de un calor que irradia de aquéllas.

A partir de este momento la persona que ha recibido el alineamiento es terapeuta Reiki y posee unas facultades que no sabía que tuviese, pues de hecho el alineamiento no aporta nada nuevo; solo abre y pone en sintonía, «alinea», lo que ya estaba en esa persona. Podríamos describir el proceso diciendo que es como enchufar una lámpara en una casa cuya instalación eléctrica se halla ya conectada a la red; cuando el terapeuta impone sus manos con intención de sanar, es como si encendiera la lámpara. Los maestros tradicionales dicen que cuando tú recibes el Reiki en este tránsito vital, ello significa que ya lo has poseído en otras encarnaciones anteriores. En este sentido recibir el Reiki es recordar, pero yo creo que hay mucho más que eso, que todos hemos recibido el Reiki en existencias pasadas, ya que forma parte del patrimonio genético de todos y es nuestra herencia.

Los tres grados de Reiki

Los tres grados en que se divide tienen la significación siguiente. En Reiki I el alineamiento sana en el plano físico los mal-estares de la persona que lo recibe; la salud física suele acusar una mejoría perceptible durante los meses siguientes a la iniciación, y las sesiones de Reiki I son primordialmente auto-terapéuticas. El terapeuta Reiki I también puede obtener la curación de una persona físicamente presente. Es el proceso que se llama de curación directa; el sanador o sanadora debe imponer las manos directamente sobre sí mismo o sobre el paciente.

Se tarda unas tres o cuatro semanas en adaptarse al alineamiento Reiki I; durante dicho período, a veces la energía Reiki se manifiesta en momentos insólitos, no relacionados con ningún acto terapéutico. La persona sentirá quizás un ligero vértigo, o un cosquilleo, o tendrá sueños intensos incluyendo posiblemente rememoraciones de vidas anteriores, o padecerá síndrome de desintoxicación con síntomas tales como diarreas, flujo nasal o micciones más frecuentes. Estas incomodidades no indican ningún malestar, sino sencillamente que la energía se adapta, al tiempo que aumenta la capacidad del nuevo terapeuta para canalizarla. Está entrando en su aura y su organismo un flujo de energía ki más intenso que cuanto haya experimentado antes, lo cual purifica el aura y los chakras. En caso de que las sensaciones lleguen a ser verdaderamente desagradables, una breve sesión auto-terapéutica o con ayuda de otra persona reequilibra esa energía, con lo que aquéllas remiten. Por este motivo, después de recibir el Reiki I es aconsejable practicar cuantas sesiones de curación sean posibles, al menos durante el primer mes e incluyendo una sesión diaria de auto terapia.

El alineamiento Reiki II aumenta considerablemente la cantidad de energía curativa, dirigiéndose ésta de manera más específica a los aspectos emocionales, mentales y kármicos de la curación en quien lo recibe. Después de recibirlo, las emociones antiguas, las situaciones no resueltas del pasado, las Vidas anteriores y las pautas mentales negativas resurgen y se resuelven al fin en la curación completa. Esta fase puede durar hasta seis meses y es positiva y necesaria, aunque no siempre cómoda.

La curación en el nivel Reiki II incrementa en gran medida la potencia de las sesiones directas; además se añaden los métodos y los instrumentos para sanar a alguien que no esté físicamente presente: es la curación a distancia. En Reiki II se explican tres de los símbolos Reiki y se aprende a usarlos de una manera consciente. Estos símbolos estaban ya en el aura del sanador Reiki I y emergen de sus manos inconscientemente cuando cura; en Reiki II empezamos a dirigir sus energías. Además se obtiene información preliminar acerca de cómo canalizar la energía necesaria para pasar los alineamientos en el Reiki III.

Reiki III es el grado de maestro/enseñante, entendiendo por maestro sencillamente lo que indica la palabra, alguien que ha llegado a dominar por completo una disciplina y puede enseñarla, sin añadir ninguna connotación de vanidad ni sentido de la propiedad alguno. El alineamiento pone en juego las energías del nivel espiritual y activa la curación espiritual en la persona recipiendaria. Esta energía es felicidad pura, unidad con toda vida, comunicación con la Divinidad/Fuente. En comparación con el duro trabajo que se nos exige después de recibir el alineamiento Reiki II, el Reiki III viene a ser como un obsequio muy precioso. En la práctica de las sesiones, el terapeuta Reiki III experimenta una acentuación todavía mayor de su capacidad para canalizar la energía salutífera, y también la facultad de curar alcanza niveles más elevados. Reiki III comprende otras dos claves simbólicas, nuevas informaciones esotéricas sobre los símbolos, y el método para pasar los alineamientos. Este grado se recomienda solo a quien pretenda dedicarse en serio a la curación y más en particular a los que piensan enseñar Reiki y hacer del método una parte fundamental de su vida.

La curación y el aprendizaje

El proceso de aprendizaje debe principiar por Reiki I. Una vez recibido el alineamiento inicial, la persona no tiene más que imponer ambas manos para curar, bien sea sobre la zona dolorida, o utilizando las posiciones manuales Reiki sobre el cuerpo completo. La energía ki hace lo demás sin que intervenga la voluntad, y fluye a través de las manos del sanador. Éste tal vez sepa cuál es la parte afectada y que necesita curación, o tal vez no, pero la energía tiene una inteligencia muy superior a la humana y se dirigirá adonde haga falta. No se extrae de la persona del sanador ni de su aura, sino que proviene directamente de la Divinidad/ fuente vital. El terapeuta se limita a posicionar las manos en las distintas maneras que constituyen una sesión, y Reiki hace lo demás, interviniendo en todos los planos de la persona, el físico, el emotivo, el mental y el espiritual.

La curación Reiki se dirige a la persona entera. Al curar un dolor de cabeza, por ejemplo, Reiki tal vez sanará otros órganos y niveles. Aunque el sanador haya posicionado las manos sobre la región que le duele al paciente, la cabeza, muchas veces las cefalalgias se originan en el aparato digestivo. Si la causa del dolor era un trastorno intestinal, la energía curativa se dirigirá a los intestinos y no solo al dolor de cabeza. Esto hablando en el plano de lo físico; pero si la causa del dolor fuese emocional, por ejemplo un estrés, Reiki también actuará en ese plano, y lo mismo si el origen de la afección se situase en los niveles mental o espiritual del individuo. Y si la persona que recibe el tratamiento padece además otro tipo de malestar, por ejemplo una alergia, Reiki actuará sobre ésta con independencia de que se le haya mencionado tal circunstancia al sanador o no.

Los humanos y los animales son entidades no solo físicas. Tenemos un cuerpo físico denso, es decir perceptible directamente a la vista y el tacto, pero también otros tres cuerpos no visibles, no físicos, que son niveles de energía formados por ki y determinan el estado del cuerpo físico. Nunca la curación puede ser solamente física, sino que debe abarcar esos cuerpos de energía vibracional. Allí donde el médico trata solo el cuerpo físico, el sanador, y más particularmente el sanador Reiki, atiende los cuatro cuerpos. La curación metafísica, por consiguiente, va mucho más lejos que la medicina y es mucho más completa en cuanto a sus resultados. Siguiendo con el ejemplo del dolor de cabeza, si tomamos una aspirina tal vez aliviaremos el síntoma pero no habremos hecho nada por subsanar la causa. Reiki no se dirige solo al dolor evidente, sino que va a la causa del dolor. Con la aspirina, éste regresará seguramente al cabo de tres horas; con Reiki desaparecerá de manera permanente.

La importancia de este punto se entiende más plenamente si consideramos el caso de las afecciones graves. En el origen de cualquier mal-estar físico habrá probablemente algo más que lo físico, y las causas no físicas deben ser curadas también para que desaparezca el dolor corporal. O mejor dicho, muchos sanadores creen que todas las dolencias físicas tienen su raíz en lo no físico, en traumas emocionales, pautas mentales negativas o conflictos espirituales. Para remediar el mal-estar será preciso descubrir y tratar esas raíces; tal ha sido la preocupación principal de dos mujeres, Louise Hay (*Sana tu cuerpo*, y *Usted puede sanar su vida*, Urano, 1992 y 1989) y aún antes Alice Steadman (*Who's the Matter With Me?*, ESPress 1966). Ambas autoras proponen unas listas de partes corporales o de mal-estares con sus definiciones en cuanto a los orígenes de las dolencias.

Estas definiciones podrán ser muy exactas para algunas personas, y no tanto o nada para otras. Ninguna de las dos autoras tiene conciencia de lo políticamente correcto y ello trasluce en sus definiciones, por ejemplo cuando dicen que las molestias menstruales reflejan «rechazo a la propia feminidad» en lugar de rechazo frente al papel secundario que nuestra sociedad asigna a la mujer. Si se corrigen las proposiciones con arreglo a este criterio, mejora su validez. Sucede a veces que los sanadores metafísicos abusan de semejantes definiciones así como de la noción de karma; es la actitud que también se encuentra entre algunos médicos: «Usted tiene la culpa de lo que le pasa; ahora ya lo sabe, así que vaya y enmiéndese». Esta postura se basa en el razonamiento de que, si la enfermedad es kármica y si es un castigo, son las personas quienes eligen sus propios malestares y sus dolencias, y también podrían elegir no tenerlas.

Todo cuanto emites retorna a ti

La ley del karma no es tan simplista. Lo que postula es que cada tránsito vital comprende una serie de cosas que aprender, convenidas en existencias anteriores, y tal vez un mal-estar o una dolencia sea una manera de establecer determinada enseñanza. Según su etimología, karma no significa otra cosa sino acción, y cada acción implica una reacción; o dicho de otro modo y citando el adagio mágico: «Todo cuanto emites retorna a ti». Los errores de la vida reclaman una enmienda, una comprensión o un cambio de actitud si queremos subsanarlos. Quizás no se necesite más que vivenciar a fondo las emociones para resolverlas. Y si esto no se ha producido en el decurso del tránsito vital que ha planteado la situación, tal vez suceda en el siguiente, lo cual no debe interpretarse como un castigo.

Puede ocurrir que una persona desarrolle un mal-estar como manera de acceder a una enseñanza necesaria. La que sea muy impaciente en uno de sus tránsitos vitales, por ejemplo, tal vez aceptará verse minusválida o confinada a una silla de ruedas en el próximo y así aprenderá lo que es la paciencia. Pero las situaciones casi nunca son tan claras ni tan sencillas; sería demasiado fácil afirmar que cuando te rompes una pierna en esta vida, ello se debe a que has sido la causante de que otra persona se rompiese la suya en una existencia anterior; y también interpretaríamos mal el karma si creyéramos que alguien elige sus enfermedades. Porque tales elecciones y ajustes se realizan en la fase previa a la reencarnación y en ella no existen la conciencia ni la voluntad del plano corporal.

Los budistas consideran que el karma se debe a las ataduras emocionales que transportamos de un tránsito vital al siguiente, y esa es la fuerza que obliga a regresar una y otra vez a la Tierra para que se resuelvan esas sensaciones y esas emociones. Consideran que la Senda de la Iluminación subsana todo karma y nos libera del ciclo de las reencarnaciones; pero esa resolución kármica solo es posible dentro de un estado de encarnación corporal. De ahí que los sanadores pregunten a veces si el hecho de curar un malestar significa una interferencia con el karma de una persona, o si exige que el sanador se haga kármicamente responsable de esa persona. Mi interpretación en cuanto a este problema es que cuando alguien recibe la curación gracias a Reiki o por cualquier otro medio, este suceso también es una realización de su karma, o de lo contrario no habría ocurrido. El sanador o sanadora no es responsable por cuanto su papel se limita a servir de canal para la energía. La curación se desenvuelve entre la persona que la recibe, sus propios espíritus-guías y la Divinidad. Reanudaremos esta discusión sobre el karma cuando abordemos la explicación de Reiki II.

Las fuentes emocionales y el karma

Teniendo esto presente, ¿cómo emplea la curación Reiki las fuentes emocionales y el karma? De una manera suave, compasiva y respetuosa. Si utilizamos para la curación una definición como las de Louise Hay o Alice Steadman, centradas en el tránsito actual, hay que convertir la proposición afirmativa en una pregunta: «¿Es posible que estés experimentando una erupción de la piel a causa de tu contacto con una persona que «te irrita»? Si la persona receptora contesta negativamente, le preguntaremos cuál interpreta ella que sea la causa. En el estado de relajación propio del acto terapéutico es posible que logre acceder a esa causa, aunque la desconociese antes de comenzar la sesión. Por ejemplo, si emerge un recuerdo de una existencia anterior, en cuyo caso suele ser suficiente con ver la situación para resolverla. Aprovecha la respuesta, no para juzgar a esa persona sino para ayudarla a mejorar su conciencia de sí misma. Si atribuye el mal-estar a una amenaza percibida en una situación actual de su vida, pongamos por caso, le preguntarás lo que sería preciso hacer para cambiar tal situación y de qué manera puedes ayudar tú como terapeuta.

Esto implica el prestar atención mientras la otra persona nos cuenta sus dificultades, o hacer de la situación terapéutica un lugar seguro, en donde ella pueda manifestar su ira, o llorar. La experiencia indica que en una de cada cuatro sesiones de curación Reiki, por lo general mientras el o la terapeuta ha posicionado las manos sobre la garganta o el corazón, la persona que recibe el tratamiento atraviesa una fase de desahogo emocional. Significa esto que expresará sus emociones en relación con el mal-estar o la situación motivante, y más frecuentemente las emociones reprimidas que son la fuente directa de aquél. Es posible que llore, que grite con gran enfado, o que empiece a hablar de lo que le ocurre entre risas de azoramiento o muestras de fuerte alteración. El o la terapeuta colabora en esto permaneciendo al lado de la persona que se desahoga, dejando que esta fase siga su curso y manteniendo la posición Reiki de las manos así como la continuidad del acto terapéutico.

La actitud terapéutica

La actitud terapéutica debe ser totalmente imparcial. Aunque se digan cosas horripilantes, no hay que reaccionar. Nuestro cometido estriba en lograr que la persona que expresa sus emociones se halle en total seguridad y sepa que se la escucha. Si la receptora llora, digámosle «está bien llorar, puedes hacerlo aquí; está bien desahogarse, continúa así». Si la persona describe la angustia de un trauma existencial, por ejemplo el haber sido víctima de un incesto en su infancia, nos compadeceremos de su dolor y le diremos algo por el estilo de «mira si eres fuerte, que has logrado superarlo; ahora ya pasó, y no volverá a ocurrir jamás; eres buena y maravillosa». Si da muestras de cólera, diremos «tienes razón al estar enfadada, desahógalo todo ahora». Y si emerge un trauma de una existencia anterior, considera que tal vez se ha abierto la fuente de una pauta que afecta al tránsito actual. Al colaborar en el desahogo contribuimos a la expresión de las emociones causantes del mal-estar y con esto vamos a lo principal del acto terapéutico; esa persona va a sanar ahora, cuando antes no habría sido posible.

Si la mujer se pone muy nerviosa, o vemos que quiere hablar pero no lo consigue, procuraremos que exprese lo que necesita decir. En nuestra cultura las personas, y más especialmente las mujeres, sufrimos un condicionamiento: los sentimientos no deben expresarse, las manifestaciones emocionales fuertes nos infunden un pánico a veces invencible. De ahí la necesidad de convertir la sesión terapéutica en un espacio protegido, de manera que sea posible la expresión, la necesaria exteriorización de las emociones. Empezamos preguntando, por ejemplo «¿podrías describirme lo que te pasa?», o «¿sabrías describirme lo que has visto?» Si vemos que la persona todavía no está dispuesta a hablar, no hay que forzar la situación. Pero, ¡atención!, que cuando empiece a hablar es muy posible que sobrevenga luego el llanto, o las manifestaciones de cólera. Repitámoslo una vez más, esta exteriorización de las emociones retenidas, de por sí, es parte del proceso de la curación.

El desahogo emocional

La primera vez que el sanador o la sanadora novel se enfrenta al desahogo emocional de la persona a quien está curando probablemente sentirá miedo. Por lo general la reacción solo dura escasos minutos y cuando lleguemos a la imposición de las manos sobre las piernas habrá cesado. Aunque muchas veces sea intensa y no poco sobrecogedora para el o la terapeuta, es sumamente beneficiosa para la persona que recibe el tratamiento Reiki. Por otra parte, parece que el Universo protege a los sanadores inexpertos presentándoles solo aquellas situaciones que son capaces de asumir. Las sesiones más serias e intensas sobrevienen luego cuando el terapeuta se halla ya más preparado; además, cuando empezamos a utilizar el Reiki notamos que la curación está siendo cada vez mejor dirigida; al conectar con los espíritus-guías, conscientemente o no, resulta que el sanador o la sanadora sabe en todo momento lo que debe decir y cómo y cuándo decirlo. Ante el desahogo emocional u otras situaciones por el estilo, sabe lo que debe hacer, aunque a veces se pregunte luego cómo se le ocurrió.

Después de la reacción emocional la persona experimenta un alivio inconmensurable y una mejoría, pero también ha progresado quien ejerció el rol de sanadora. En este momento se puede hablar ya de otras medidas, como el ingreso en un grupo de ayuda a personas seviciadas, o emprender la interpretación de una pauta transportada de una existencia anterior. Teniendo en cuenta el carácter protector de la energía Reiki, es poco probable que el o la terapeuta reciba los efectos del dolor o la alteración emocional de la persona paciente, a diferencia de lo que sucede en otras formas de curación. Cuando se da el caso, basta con asumirlo y liberarlo; después de la sesión Reiki ambas personas se hallarán llenas de energía y reequilibradas. Quien ha aportado a otra persona la energía Reiki a través de sus manos se beneficia también de una forma de curación.

Una sesión de Reiki

Debido a estos aspectos complejos y como la energía Reiki cura todo cuanto precise curación, es imposible predecir lo que ocurrirá durante una sesión. Ésta literalmente escapa de las manos del o de la terapeuta, aunque sean éstas el instrumento. Lo único que podemos prometer es que Reiki beneficiará a quien lo experimente, pero no que la sesión Reiki vaya a curar una dolencia determinada o, si a eso viene, ningún otro resultado concreto. Reiki alivia el dolor, acelera el proceso de la curación, detiene las hemorragias, relaja a la persona receptora y reequilibra sus chakras y su energía áurica. La respiración se vuelve más lenta durante la sesión, la tensión sanguínea disminuye y las emociones se sosiegan; todo lo demás depende de la Divinidad o Fuente de la energía, y no es predecible.

Lo cual no significa que no sean posibles los milagros, pues ocurren con frecuencia.

Toda persona que haya trabajado con la energía Reiki tiene sus anécdotas en cuanto a los resultados. Una vez, por ejemplo, colaboré con mis dos conocidos gays en sesiones de auxilio a un joven paciente del sida que estaba moribundo en el hospital. Tenía una fiebre de 42,1 grados y nadie creía que sobreviviese a la próxima noche. Estaba inconsciente, alucinaba y presentaba fuerte agitación. Durante la sesión uno de mis conocidos se encargó de la imposición sobre la cabeza, el otro sostuvo los pies del paciente y yo me encargué de las imposiciones Reiki para el torso. Mientras actuábamos me di cuenta, no sé cómo -pues no tenía ninguna manera objetiva de saberlo- de que la temperatura del paciente bajaba tres grados. Después de la sesión volvimos a conectar el monitor de la temperatura, que habíamos desconectado para poder acercarnos mejor al lecho del paciente, y entonces vimos que la fiebre había bajado efectivamente tres grados.

Tras media hora de descanso realizamos una segunda sesión y esta vez logramos vencer la fiebre; el monitor permaneció conectado y todos pudimos observar cómo iban variando las indicaciones de la pantalla digital. El joven volvió en sí cuando aún no habíamos abandonado la habitación y pidió ver a su madre. Estuvo hablando con ella toda la noche; existían entre ambos muchas cuestiones pendientes y la curación les concedió tiempo para resolverlas. El paciente murió a la mañana siguiente, en medio de un sueño tranquilo y profundo. La madre nos llamó entonces y nos agradeció que hubiéramos hecho posible un tránsito sereno, tanto para el hijo como para ella misma. En efecto Reiki no conseguirá evitar el fallecimiento de un enfermo terminal, pero hace más llevadero el proceso.

En otro caso, una amiga mía sufrió una caída y se hizo daño en la espalda. Le diagnosticaron cuatro hernias discales y la ruptura de otro disco intervertebral. Por su exceso de peso, edad y salud deficiente en general (afección cardíaca, diabetes y secuelas de una polio) se desaconsejó la intervención quirúrgica y decidieron internarla seis meses en un centro de recuperación, donde la enseñarían a vivir en una silla de ruedas. La visité cuando todavía estaba en la clínica y ella me enseñó un bulto de considerable tamaño que tenía sobre la rodilla, del cual los médicos habían tomado incluso una biopsia porque sospechaban la presencia de un tumor. Al posicionar las manos sobre dicho bulto noté que era un espasmo muscular, el cual se resolvió en seguida bajo mis manos. Tras esta breve sesión, los análisis de sangre que se le practicaban a diario revelaron súbitamente que ya no era necesario darle inyecciones de insulina, y ésta era una paciente que venía administrándose 75 unidades diarias desde hacía trece años. El personal auxiliar siguió realizando análisis varias veces al día, pero la necesidad de aportación exterior de insulina no volvió a presentarse.

Cuando ingresó en el centro de recuperación fui a verla en compañía de dos alumnas mías y practicamos una sesión de cuerpo completo. Una semana más tarde volvimos allí, y la encontramos en el patio, andando sin ayuda. Realizamos otra sesión. La mujer permaneció en el centro dos semanas y media, en vez de los seis meses previstos, y salió por su propio pie. Los médicos y demás personal no tenían ni la menor idea acerca de cómo había sucedido. La misma tarde que estuvimos en el patio también curé el perrillo de otra visita, que se había acercado a mí para solicitarme energía. Digo bien, que el perro me la pidió, aunque la propietaria no acertó a interpretar la actitud del animal; en cuanto a mi amiga, al ver que yo efectuaba los pases de Reiki se limitó a sonreír. Pocas semanas después supe que Ralph (el perro) había curado de una dolencia hepática que amenazaba su vida. Según demostraba un análisis reciente, la enfermedad había desaparecido por completo; el cuadro hematológico del perro había recobrado la normalidad y su propietaria nunca supo cómo había sucedido; por mi parte, cuando se me acercó el perro en el patio yo no tenía ni la menor idea de que Ralph estuviera enfermo del hígado.

En otro caso me consultó una mujer por tres bultos en un pecho, el más pequeño del tamaño de una nuez y el más grande como un limón. Quise persuadirla de que acudiese a un médico pero ella había tomado la firme decisión de no someterse a una intervención de la medicina convencional que le amputase la mama. Al principio, a mí me pareció que aquellos bultos estaban demasiado desarrollados para confiar en un éxito del tratamiento holístico; de todas maneras iniciamos sesiones semanales con la ayuda de otras dos terapeutas Reiki III. Al mismo tiempo, ella comenzó un tratamiento de remedios naturistas: uva de

América, una fitolacácea, en infusiones así como en compresas, otras compresas con aceite de ricino y de bellota de chaparro, y cartílago de tiburón.

Al cabo de un mes se le formó en el pecho una mancha circular oscura y nos pareció que se produciría un absceso. En vista de ello le aconsejamos que no interrumpiera el tratamiento; transcurridos casi otros tres meses, y con ayuda de cierto ungüento secante mexicano, por último el pecho desarrolló el absceso más grande que yo haya visto en toda mi vida, de unos cinco centímetros de diámetro. Tardó varias semanas en drenarse y por último los tres quistes, o lo que fuesen, habían desaparecido. Le dije que se hiciera recetar por su médico un antibiótico para combatir la infección, y así lo hizo. Aunque el proceso fue doloroso y no poco preocupante para ella, el pronóstico de un absceso suele ser bastante más optimista que el de un cáncer.

Decisiones personales, compromisos con la vida

Una alumna mía me contó el caso siguiente: Su hija había tenido un niño, el primogénito, afectado por una severa disminución de la capacidad auditiva, que era de apenas un diez por ciento de la normal. La abuela realizó frecuentes sesiones de curación y llegó a constituirse un vínculo bastante profundo entre la abuela y el bebé. Cierto día, cuando éste apenas había cumplido cinco meses, la madre llamó desesperada a la abuela porque el niño estaba chillando de una manera insólita y aquélla no sabía qué hacer. Mi alumna fue a ver qué pasaba y calmó al niño con unos pases de Reiki; luego dijo «por si acaso, haz que le miren otra vez el oído». Y cuando visitaron de nuevo al pediatra supieron que la criatura oía ya normalmente.

Desde luego son experiencias impresionantes. Reiki no proviene del sanador o sanadora, sino del Universo, utilizando como mediadora a esa persona. Ella no puede atribuirse ningún mérito por la curación que haya tenido lugar. Y de hecho, a veces no ocurre nada, o por lo menos nada apreciable de momento. Tampoco es responsable el terapeuta si no se produce ninguna curación; esa eventualidad quizá se halle justificada si resulta que el karma determina la necesidad de vivir plenamente el mal-estar, aunque conduzca a un desenlace fatal. También la muerte puede considerarse como una curación.

Tal vez la persona destinataria de la curación la rechaza, conscientemente o no, prefiriendo continuar con su mal-estar, o quizás incluso morir. Algunas optarán por conservar su malestar cuando éste les permite conseguir algo que no obtendrían de otra manera, como las atenciones de quienes las rodean. Cuando me doy cuenta de que la situación se plantea en estos términos, procuro que la paciente lo comprenda, no porque deba juzgarse en un sentido ni en otro -todos tenemos nuestro libre albedrío-, sino para que sepa de una manera consciente en qué consiste el proceso. Una vez adquirida conciencia de éste, la persona quizá considere la situación de otro modo y tal vez realice una elección diferente. Pero si elige morir, sin embargo, así sucederá sin duda.

Me parece que nunca nos es lícito decir «yo he curado a esta persona». Nunca curamos sino a nosotros mismos; la curación es algo que sucede en nuestro propio cuerpo, no en otro. La función del sanador o sanadora consiste sencillamente en canalizar la energía y la recipiendaria la utilizará en la manera más idónea según sus necesidades. Por mi parte, interpreto la curación como una especie de acuerdo a tres bandas, es decir entre tres entidades: la sanadora, la receptora y la Divinidad/Fuente. Un terapeuta nunca cura a alguien, sino con alguien. Sin el acuerdo y la participación de la receptora no hay curación posible. La única regla de Reiki I es que la persona receptora debe dar permiso para que la sanadora proceda a la curación y una vez obtenido ese acuerdo previo, durante la sesión ocurrirá lo que deba ocurrir.

Reiki es un método positivo sin excepción, y no perjudica a ningún ser vivo cualquiera que sea su estado o circunstancia; es válido para usarlo con cualquiera, por muy joven, viejo o frágil que sea. Los ancianos, los bebés y los niños responden bien al tratamiento Reiki, lo mismo que los animales de compañía y las plantas. A cualquiera que esté enfermo, dolorido o emocionalmente afligido, Reiki le sirve de ayuda. En las personas o los animales de compañía sanos, Reiki relaja y rejuvenece.

Las posturas equilibran los hemisferios cerebrales derecho e izquierdo, y armonizan todos los chakras y el campo energético.

Depuran y aumentan el flujo de la fuerza vital ki en el organismo animal o humano.

Cuando alguien va a morir, Reiki ayuda a sobrellevar el proceso pero no impedirá el tránsito de la persona o del animal en su momento destinado; sí, en cambio, servirá de ayuda y consuelo a los seres queridos que lloran la pérdida.

Aunque Reiki no cura la mayoría de los defectos congénitos, sin embargo puede aportar mejorías evidentes incluso en situaciones a primera vista irremediables. En el caso de la persona afligida por una incapacidad, y aunque la energía Reiki no logre corregirla, tal vez haga mucho más llevadera la vida de aquélla. Es una energía que ayuda a soportar el dolor, relaja los músculos agarrotados y tranquiliza las emociones. Al amputado de un miembro o un órgano, Reiki no le reemplazará la parte que falta, pero facilitará el proceso de adaptación y la búsqueda de una nueva funcionalidad. Sin embargo, yo he visto curaciones «imposibles» en algunos de estos casos. Recuerdo el de un niño nacido con lesiones cerebrales, el cual, sometido a sesiones diarias de Reiki, experimentó un desarrollo mental rápido y bastante superior a cuanto habían predicho los médicos. Otro de estos casos fue el de un bebé de tres semanas que había nacido con el tabique del corazón perforado. Unas alumnas mías lo trataron durante la semana anterior a la intervención quirúrgica correctora; el resultado fue que ésta se desarrolló con menos complicaciones y el restablecimiento fue más fácil de lo esperado. Durante la operación los cirujanos descubrieron que el defecto no era tan grave como habían dado a entender las radiografías, y la criatura superó el incidente dando muestras de notable robustez. He comprobado este fenómeno en otros preoperatorios con aplicación de Reiki, y siempre se dan estas observaciones de convalecencia más rápida y problemas menos complicado de lo que se preveía.

Durante una gira de conferencias y demostraciones, una mujer me presentó una criatura de seis o siete meses de edad.

-Esta criatura se halla en estado de muerte cerebral, según lo que me dijeron los médicos-explicó.

A mí me pareció una criatura perfectamente sana y así se lo dije.

Entonces la mujer me contó la historia.

-Hacia los seis meses del embarazo los médicos empezaron a hacerme muchas pruebas y tomaron muchas ecografías, pero no querían decirme el porqué. Por último me anunciaron que el bebé era anencéfalo, es decir, que nacería sin cerebro y moriría a los pocos días, en ausencia de actividad cerebral. Yo estaba horrorizada. Como pertenezco a un grupo ritual femenino y tres de mis compañeras tenían el grado Reiki I, nos reuníamos dos veces al mes, y formaban en círculo, y a mí me ponían en el centro para la sesión de curación. La criatura nació normal y los médicos todavía no saben cómo ocurrió. Eso sí, se quedaron con muchas imágenes de un feto sin cerebro. Además el parto fue el más fácil de los tres que he tenido.

Algunas veces, después de una sesión o durante una serie de sesiones terapéuticas, la persona o el animal que reciben el Reiki comienzan a desintoxicarse. Se observan entonces fenómenos parecidos a los que suceden tras la recepción del primer alineamiento Reiki: diarreas, heces de olor o aspecto anómalo, poliuria, alteración del olor corporal, erupciones cutáneas pasajeras, aumento de la secreción nasal, transpiración sobreabundante u otros. Todo ello indica que el organismo está eliminando toxinas patógenas, por lo que no trataremos de evitar esos síntomas, aunque sean molestos. El sanador o la sanadora debe recordar que esto puede suceder y que no es perjudicial; por tanto, le dirá a su cliente que en vez de tomar ningún fármaco supresor debe dejar que las toxinas abandonen el organismo a su manera.

Crisis de curación

La fase de desintoxicación viene a durar varios días. Lo que distingue esta reacción purificadora de un verdadero proceso patógeno es que durante la depuración, y pese a las molestias, la persona no deja de encontrarse bien. Le aconsejaremos que beba un vaso de agua pura varias veces al día y que tome comidas ligeras o se ponga a dieta líquida varios días. Una vez superada esta «crisis de curación», como le llaman algunos, se sentirá mejor de lo que había estado en mucho tiempo y ello indica que la curación avanza. A partir de este punto la eliminación del mal-estar realizará rápidos progresos. Algunas veces llega a conocimiento del o de la terapeuta que la persona tratada no cree en el tratamiento. Si ella ha concedido su permiso y mantiene una actitud abierta, sin embargo, la curación se instaura con o sin la fe. Pero otras veces, y cuando la actitud no es abierta o hay un rechazo interior, el proceso puede bloquearse. Para algunas personas, aun cuando consientan en someterse a la sesión, la idea de una curación no médica es más de lo que su sistema de creencias puede asimilar. De palabra dicen que sí, pero en el fondo se niegan a admitir la energía. Cuando sucede esto, por lo general el o la terapeuta intuye la presencia del bloqueo. Lo que procede es comunicar esta observación con amabilidad y dejando bien claro que la elección incumbe, como siempre, a la receptora.

Reiki no violenta el libre albedrío de nadie; si la persona se niega a recibir la energía, el o la terapeuta nada más puede hacer. Cuando se le presenta esta situación a una terapeuta novel o inexperimentada, puede ser un buen golpe para su confianza en sí misma, sobre todo si la receptora le asegura que está aceptando la energía, pero no lo hace. El problema lo padece la persona receptora y no la terapeuta; en consecuencia, tendremos presente la posibilidad del rechazo y nos conformaremos con hacer lo que esté en nuestras manos. Esto me ocurrió a mí en una de mis primeras sesiones terapéuticas, y tardé años en comprender lo que había ocurrido.

A veces también sucede que la receptora dice no sentir nada; en otros casos, la sesión Reiki termina y la sanadora tiene la impresión de que no ha ocurrido nada, en contra de lo que atestigua la paciente. En estos casos hay que confiar en la energía Reiki; algo sucede, lo hayan percibido o no las personas participantes. En ocasiones, durante la sesión la destinataria dice notar un súbito aumento de su dolor; el episodio dura solo unos momentos, y yo siempre les digo que «respiren y resistan» mientras dura. Cuando esto sucede Reiki condensa varios días de jaqueca u otro mal-estar en breves instantes, y vale la pena resistir, porque cuando termina y desaparece ese dolor añadido, todo el dolor se desvanece. Yo les pido a mis guías-sanadores que aceleren la fase álgida y procuren hacerla soportable. Pero es necesaria a veces, y en cualquier caso nunca dura demasiado ni hace ningún daño.

Cuando administramos Reiki a la mujer que padecía aquellos quistes de mama, ésta sufrió varias veces una intensa sensación de quemadura en la región afectada. Lo cual resultó muy doloroso, más de lo que suele ocurrir habitualmente, y además el episodio espantó a la mujer y me preocupó a mí. Repetidas veces solicité a mis espíritus-guías que fuesen indulgentes, pero replicaron que no podía ser, y que no duraría mucho. Los episodios álgidos eran de unos diez minutos en cada sesión, pero el efecto fue que cauterizaron los tumores y éstos desaparecieron por completo.

Reiki puede usarse como único tratamiento, o en conjunción con el tratamiento médico (o veterinario), puesto que no interviene con la medicación ni otros procedimientos, a no ser en el sentido de conferirles mayor eficacia y mejorar el estado general del paciente. La energía acelera la curación, a veces a pesar de la intervención médica convencional; por ejemplo en los casos de quimioterapias -un tipo de tratamiento que desde el punto de vista de los terapeutas holísticos hace más daño que bien- Reiki colabora en los efectos positivos y ayuda a paliar los negativos. Colabora más feliz y eficazmente con los métodos holísticos de un tipo más positivo en orden a la curación corporal; por ejemplo Reiki y remedios herbales, o Reiki y homeopatía, son asociaciones afortunadas. También se recomienda el energizar los medicamentos o los remedios holísticos antes de su administración, para aumentar su eficacia. En medicaciones de larga duración, por ejemplo con insulina o con depresores de la tensión arterial, es aconsejable controlar con más frecuencia los niveles en sangre, porque puede suceder que disminuya la necesidad del medicamento. Reiki puede contribuir a acelerar la soldadura de un hueso roto, pero se aconseja esperar a que la fractura haya sido correctamente reducida y el miembro inmovilizado antes de proceder a la imposición directa sobre aquélla. A veces la energía Reiki induce una curación muy rápida y si la reducción todavía no se ha realizado tal circunstancia podría resultar contraproducente. En estos casos practicaremos Reiki sobre el resto del cuerpo pero nos abstendremos de tratar directamente la fractura. Nunca tocaremos con las manos una herida abierta; basta con acercarlas y la energía acudirá a donde haga falta sin arriesgar más dolor o una infección. Una vez reducida la fractura Reiki puede operar perfectamente a través de la escayola.

La inteligencia propia del Reiki

Aunque se me advirtió durante mi formación que no practicase el Reiki sobre un hueso roto sin haberse reducido la fractura, tengo otra anécdota diferente que contar. Una amiga mía cayó por un lado de su porche y seguida se dio cuenta que se había roto un tobillo. Le aconsejé que se hiciera una radiografía pero ella se negó y me pidió que la curase. Esa persona no quería acudir a ningún médico ni siquiera por una fractura ósea; la situación era muy comprometida para mí, pero me avine a intentarlo. Al posicionar las manos sobre el tobillo recibí en seguida la confirmación de que el hueso estaba roto, por lo que rogué en silencio a mis guías: «Ésta es la única curación que va a recibir para la fractura. Hagámoslo bien desde el principio.» En seguida sentí que el hueso retornaba al lugar correcto bajo mis manos. La mujer se puso unas botas de caña larga durante varias semanas, a modo de soporte mecánico para la pierna, y tomó vitamina C y consuelda para bajar la inflamación. Al principio la extremidad lesionada presentaba un feo aspecto, con grandes cardenales, pero curó bien. Me parece que tuvo suerte, pero no recomiendo el procedimiento.

Aduciré otro caso para justificar la conveniencia de aguardar antes de proceder al tratamiento Reiki. Un hombre se cortó accidentalmente un dedo mientras aserraba madera. En seguida puso el dedo amputado en un vaso con agua e ingresó en la sección de urgencias de una clínica; durante el recorrido él mismo practicó la imposición Reiki sobre su mano. Durante el reconocimiento le preguntaron por qué había tardado tanto en presentarse; la cicatrización de la herida había progresado demasiado para que fuese posible reimplantar el dedo por vía quirúrgica. El accidente ocurrió solo veinte minutos antes, pero la energía Reiki había acelerado drásticamente la curación.

Hemos aludido a la posibilidad de cargar con energía Reiki los medicamentos y los remedios. Para hacerlo, tomamos el recipiente entre las manos y dejamos que fluya la energía, aunque existen otros procedimientos, como la imposición de las manos palmas abajo, en la postura tradicionalmente utilizada para bendecir los alimentos. Cuando se dirige la energía Reiki hacia un recipiente con agua, el líquido mismo adquiere propiedades curativas; también es posible cargar similarmente los apósitos y vendajes que se vayan a utilizar, y puede hacerse con las gemas y los cristales, aunque la eficacia será mayor en este caso cuando hayamos recibido los símbolos de Reiki II o Reiki III. Por mi parte he llegado a energizar mi propio coche, cuando vivía en una región de inviernos muy crudos, para asegurarme de que arrancase a primera hora de la mañana.

Aunque tenemos en nuestras manos un sistema terapéutico de gran potencia, importa tener presente que es casi imposible hacer nada equivocado; la energía Reiki posee una inteligencia propia, muy superior a cualquier conocimiento humano, y no hace falta otra cosa para activarla sino imponer las manos en determinadas posturas prescritas, o sobre el lugar afectado. La energía hará la curación, y la hará bien. La terapeuta no necesita facultades psíquicas excepcionales, ni siquiera un entendimiento consciente del proceso. Sin embargo, uno de los beneficios añadidos y consecuencias de la formación Reiki es que las facultades psíquicas de la sanadora empiezan a progresar casi desde el momento en que recibe el primer alineamiento, y además ese progreso se registra en todos los sentidos.

Una de las primeras observaciones que realicé después de recibir el Reiki I fue que estaba desarrollando la facultad de diagnosticar por vía psíquica. Al imponer las manos sobre una región álgida, con frecuencia captaba inmediatamente lo que iba mal; en algunos casos esta facultad alcanza una precisión insólita. Tengamos en cuenta, no obstante, que una persona no colegiada incurre en un delito si expresa un diagnóstico; por tanto, es aconsejable la máxima precaución al utilizar esa facultad. En la sesión terapéutica guardaremos reserva sobre lo que hayamos visto y lo pensaremos mucho antes de comunicar nada. Si creemos haber descubierto algo grave, propondremos la visita al médico; sería imprudencia imperdonable anunciar sin más ni más un diagnóstico de cáncer, por ejemplo. Creo en la sinceridad terapéutica, pero siempre subordinada a la debida responsabilidad. Salvo excepciones, tampoco sería prudente anunciarle a otra persona su fallecimiento inminente. La información psíquica a veces se evidencia errónea, o el curso de la enfermedad puede dar un giro inesperado durante el proceso de la curación. En todo momento la compasión es indispensable.

La curación es algo que todos necesitamos en esta época terminal de una era planetaria. Ante la crisis no es posible dedicar largos años a una lenta iniciación para llegar a dominar una facultad. En Reiki, lo único que se necesita es el alineamiento, que convierte al discípulo en sanador. Necesitamos cuantos terapeutas sea posible conseguir, y más aún. La capacidad de auto-potenciación que implica Reiki es tremenda, y especialmente beneficiosa para las mujeres. Recordemos que lo que se potencia en este caso no es el amor propio sino una facultad auténtica. Para la persona que recibe el tratamiento Reiki, el beneficio es muchas veces inmediato, a la primera sesión. Lo cual nos permite asumir la responsabilidad de nuestra propia salud y, muchas veces, evitar los costes ruinosos así como la inhumanidad y los tratamientos agresivos de la medicina convencional. Reiki no puede reemplazar a ésta, pero con frecuencia sí consigue cosas que la medicina no alcanza, y ello de una manera mucho más tolerable y positiva.

En los episodios de mal-estar agudo e incapacitante (digamos, una gripe, un resfriado, un dolor articular), una sola sesión de Reiki puede ser suficiente. Las afecciones graves y las dolencias crónicas, en cambio, suelen requerir muchas sesiones. Para mí Reiki es comparable a la carga de una batería; si la persona se hallaba en relativo buen estado, a lo mejor solo precisa un poco de recarga; pero si se halla seriamente enferma, tardará más en reponer las energías agotadas. En la clínica Reiki de Chujiro Hayashi, los pacientes eran atendidos por equipos de sanadores en sesiones diarias o más frecuentes aún, hasta lograr el restablecimiento. En el caso de un enfermo de cáncer o de sida, las sesiones diarias seguramente resultarán mejor que las semanales y en cualquier caso se tardará más en observar un cambio apreciable. En presencia de una enfermedad crónica yo aconsejaría que el mismo paciente reciba los alineamientos Reiki, para ponerle en condiciones de curarse a sí mismo, y además por los beneficios que implica el propio alineamiento.

Cuando hayas recibido los alineamientos Reiki, procura efectuar una auto terapia diaria aunque no hayas notado ningún mal-estar. Conforme va cargándose la batería de una persona iremos reduciendo la frecuencia de las sesiones.

Existen varias diferencias entre el método Reiki y otros basados en la imposición de las manos o el tacto terapéutico. Para mí la más importante ha sido que al utilizar Reiki he dejado de absorber los síntomas de mis pacientes. Antes curaba, por ejemplo, a una mujer que sufría dolores menstruales y la paciente se despedía tan contenta, pero los dolores se quedaban conmigo. Más adelante aprendí a relajar la energía hacia la Tierra mediante una toma de fundamento, pero esto suele requerir otro rito casi tan largo como la misma sesión terapéutica. Muchas veces he sufrido mareos o malestar después de las sesiones, pero esta situación cambió por completo tan pronto como recibí mi primer Reiki I. He dejado de absorber los dolores de otras personas, aunque a veces, durante la sesión, capto sensaciones corporales que me comunican información. En esta situación basta con asumir el conocimiento recibido para que las sensaciones desaparezcan.

Naturalmente, no me habría sido posible auxiliar a los enfermos de sida en un entorno hospitalario si hubiera continuado absorbiendo los síntomas de esa manera, ni podría dedicarme tan intensamente a las sesiones terapéuticas si éstas me produjeran un estado de agotamiento tan absoluto, como sucedía antes de iniciarme en el Reiki. Ahora, al término de las sesiones me hallo perfectamente lúcida, equilibrada, llena de fundamento y energía: es el bienestar, en una palabra. Si se me presenta la necesidad de sanarme a mí misma mientras estoy actuando en beneficio de otra persona, recibo energía Reiki automáticamente a través del propio procedimiento, y sin restársela en modo alguno a la paciente que también la necesita. (Pero, en todo caso, evitaremos dedicarnos a la sesión Reiki, ni a ningún otro tipo de actividad terapéutica, cuando nos hallemos enfermos o en situación de fuerte trastorno emocional, como podría ser un enfado.) Con el Reiki he encontrado la intensificación de mi poder y mi eficacia que había buscado tanto tiempo. Cuanto más a menudo utilicemos esta energía Reiki más mejoramos nuestra facultad sanadora.

Los principios Reiki

Tiene Reiki otra característica exclusiva, y la he dejado deliberadamente para el final. Me refiero a los Principios Reiki. Pues, aunque Reiki no sea una religión, sino anterior a todas las religiones, no por ello deja de ser fiel a sus orígenes orientales. Reiki proviene de un espacio cultural que ha suministrado a Occidente casi todas sus técnicas metafísicas y probablemente la mayor parte de nuestras normas éticas. El budismo mahayana y su derivación vajrayana desarrollaron desde la más remota antigüedad los métodos de la meditación, la visualización, los rituales, los sistemas de curación espiritual, el empleo de las hierba medicinales, la curación por los sueños, la muerte consciente, la curación sexual respetuosa para la condición femenina, la regresión a vidas anteriores y prácticamente todas las variedades de desarrollo y facultades del orden psíquico, entre otras cosas.

Cuando me puse a estudiar el budismo tántrico (vajrayana) tuve la sorpresa de hallar en esa disciplina las raíces de todas las religiones, incluyendo la *wicca* que yo profeso. ¡Cuán diferente habría sido la historia del mundo si las *verdaderas* enseñanzas de Jesús hubiesen inspirado la religión cristiana!

Conozco diversas variantes de los cinco principios elementales Reiki; casi todos los tratados dan una versión diferente, aunque siempre se retrotrae la transcripción original a Mikao Usui. La versión que da Hawayo Takata en su cinta de audio *The History of Reiki as Told by Mrs. Takata* (Vision Publications, página II de la transcripción) es probablemente la más próxima al original:

> *Solo por hoy, no haya ira.*
> *Solo por hoy, no haya preocupación.*
> *Contaremos nuestras bendiciones y honraremos a nuestros progenitores así como*
> *a nuestros maestros, nuestro prójimo y nuestros alimentos.*
> *Vive en la honestidad*
> *y en la piedad ante todo lo que tiene vida.*

Otra versión de los Principios Reiki citada por Larry Arnold y Sandy Nevius en *The Reiki Handbook* dice:

> *Solo por hoy, daré gracias por mis muchas bendiciones.*
> *Solo por hoy, no tendré preocupación.*
> *Solo por hoy, no tendré ira.*
> *Solo por hoy, llevaré a cabo mi tarea con honestidad.*
> *Solo por hoy, tendré piedad ante mi prójimo y ante todo ser uivo.*

En otros lugares hallo la variante:

> *Solo por hoy, no estaré preocupado.*
> *Solo por hoy, no haya ira.*
> *Honra a tus padres, maestros y antepasados.*
> *Te ganarás la vida honradamente.*
> *Darás las gracias por todas las cosas.*

Por mi parte, he utilizado esta última versión, pero añadiendo un sexto principio,

«Respetaré la Unidad de toda Vida»,

con lo cual vamos, en sustancia, a la versión de la señora Takata (que yo no he conocido hasta época relativamente reciente). Estos principios merecen una consideración detenida y su ejercicio diario convierte a Reiki en un estilo de vida, que por otra parte no contraviene los mandamientos ni las normas éticas de ninguna religión.

La interpretación de estos preceptos generales de caridad puede variar en función del individuo. A veces se me pregunta: «Yo que he sido víctima de un incesto, ¿cómo podré honrar a mis padres?» Entonces yo le pregunto a esa persona si se considera capaz de honrar al otro progenitor, o bien a cualquier otra persona que haya asumido el papel de verdadero padre para ella. Otras veces se expresan dudas ante el precepto que impone el renunciar a la ira. Me parece que nunca es conveniente alimentar resentimientos ni cóleras reprimidas, ni retenerlos hasta que estallen. Expresar con sinceridad los propios sentimientos y despejar el ambiente no permitiendo que se enconen: en esto veo yo la esencia de dicho Principio.

En la vida de una persona, la formación Reiki I es un hito fundamental; a partir de la recepción del alineamiento nada vuelve a ser como antes. Y aunque estos cambios sean totalmente positivos, el sanador novel tal vez necesitará una base firme en que apoyarse conforme todo va resultando tan diferente de cuanto anteriormente conocía. Los Principios Reiki pueden ayudar en ese proceso de crecimiento acelerado y nuevo comienzo. El meditar sobre ellos nos calmará y nos fortalecerá, y resulta muy aconsejable hacerlo durante las sesiones de auto terapia. A mis alumnos les pido que los estudien y los tengan en cuenta, que no los dejen de lado con indiferencia. De entre todos ellos, el que dice «darás las gracias por todas las cosas» me parece tal vez el más importante.

Buena parte de las enseñanzas acerca de Reiki provienen de la práctica activa; dejemos que la energía misma enseñe al sanador. A mis alumnos y alumnas les aconsejo que practiquen una sesión auto-terapéutica diaria después de haber recibido el alineamiento, y por lo menos tres sesiones de cuerpo completo en beneficio de otras personas durante el primer mes. Cuanto más utiliza Reiki el discente, más aprende, y más intensifica su facultad de curación. El uso asiduo moviliza cantidades cada vez más grandes de Reiki en beneficio del progreso personal y la auto-curación del o de la terapeuta.

Por mi parte me he planteado la intención de enseñar a cuantas personas puedan beneficiarse de estos conocimientos. Procuro aprender todas las técnicas de curación a mi alcance y busco siempre procedimientos más eficaces para transmitirlos a otros que tal vez los necesiten. Por otra parte, Reiki me proporciona algo que ningún otro sistema ofrece: la posibilidad de hablar durante una tarde a personas que no tenían ninguna noción de técnicas terapéuticas o de energía y despedirme de ellas habiéndolas convertido en competentes terapeutas Reiki. Cualquier otra disciplina requiere largos años de estudio para alcanzar el nivel de competencia. Cuando estos noveles Reiki I salen de mis clases, quedo absolutamente segura de su capacidad y sé que todo cuanto hagan será positivo. Reiki no puede hacer ningún daño ni deja margen para el error. Ésta es sin duda la razón más importante, entre otras muchas, de mi alta estima hacia Reiki, y nunca ningún alumno mío ha discrepado de mí en este punto.

Solo por hoy, daré gracias por mis muchas bendiciones.
Solo por hoy, no tendré preocupación.
Solo por hoy, no tendré ira.
Solo por hoy, llevaré a cabo mi tarea con honestidad.
Solo por hoy, tendré piedad ante mi prójimo y ante todo ser vivo.

2. La sesión terapéutica de Reiki

Cuando empieces a realizar curaciones se manifestará por completo el milagro del Reiki. He contado también algunos casos de mi propia experiencia, y todos los sanadores me cuentan los suyos. La verdadera magia de Reiki radica en la acción.

Lo primero que debe saber el o la terapeuta es la colocación de las manos. En Reiki se utilizan siempre ambas manos, las palmas hacia abajo, los dedos extendidos y unidos, incluso el pulgar (como si nos hubiéramos puesto unos calcetines, no unos mitones ni unos guantes, dice mi Reiki I favorita, que es una criatura de seis años). Se posicionan en la postura Reiki y se mantienen suavemente en ella, relajadas por completo y sin aplicar ninguna presión activa.

Para la curación Reiki se usan siempre las manos, pero no son éstas la única vía por donde fluye la energía Reiki. Cuando hayas recibido el alineamiento Reiki I tendrás la sorpresa de descubrir que la energía puede recorrer cualquier parte de tu cuerpo. Si tienes apoyadas las plantas de tus pies sobre tu perro y te propones emplear el Reiki, la energía pasará por las plantas de los pies y el perro recibirá sus beneficios. En la cama, el descansar los pies sobre una pierna o sobre la espalda de tu pareja puede servir también para movilizar la energía, si tu intención es sanar de esta manera. Y los terapeutas Shiatsu descubrirán tal vez que la energía fluye mientras utilizan los codos para aplicar la presión de sus masajes.

Por otra parte, a veces la energía pasa por las manos en situaciones no terapéuticas. Tengo amigas artistas con formación Reiki que han notado la movilización de la energía mientras estaban trabajando en sus obras. Muchos Reiki I noveles dicen que se les calientan las manos en los momentos más insospechados, sobre todo durante las primeras semanas. Este fenómeno puede ser inducido por el mero hecho de sentarnos al lado de una persona que, sin que nosotros lo sepamos, necesita la energía. Quizá sea un poco molesto si nos sucede en el cine, por ejemplo, aunque la persona en cuestión no se enterará si nosotros no se lo decimos. Si te sucede con una persona amiga, pregúntale si le gustaría someterse a un tratamiento curativo: jurarán que tienes la facultad de leer el pensamiento. A veces Reiki se activa cuando tus manos están descansando sobre tu propio cuerpo. Aprovecha la sugerencia.

La imposición de manos

Cuando aplicamos ambas manos sobre nosotros mismos o sobre otra persona con intención de sanar, se inicia automáticamente el flujo de Reiki, y se detiene tan pronto como las apartamos. No se necesita formular ninguna petición, ni otro método alguno para activar o desactivar esa energía. Una vez activa, el sanador o sanadora experimenta por lo general sensaciones de calor, y ése es un rasgo diferencial de Reiki. Una vez hayas recibido el alineamiento Reiki I y hayas aprendido en las clases cómo se moviliza la energía, las manos calientes se observan en casi todas las sesiones. A veces lo que la persona receptora necesita es el frío, y también en estos casos lo recibirá de las manos de la sanadora. En ocasiones ocurre que ésta tiene una sensación de intenso calor mientras que la destinataria tiene la impresión de recibir frío, o viceversa. En cada caso y cada sesión pueden diferir las observaciones.

Una vez posicionadas las manos en una postura Reiki se inicia un ciclo de sensaciones.

Al principio se instaura la esperada sensación de calor, pero si las manos continúan en posición sobrevendrán otros estímulos diferentes. Éstos pueden ser de calor, frío, o como una corriente de agua, una vibración, un temblor, una atracción magnética, la presencia de electricidad estática, un cosquilleo, un color, un sonido o un dolor que recorre las manos, aunque este último caso es muy raro. A veces la sanadora tendrá la impresión de que se le han «dormido» las manos, con la consiguiente sensación de hormigueo. La destinataria de la curación experimentará sensaciones parecidas, u otras diferentes, o incluso es posible que no note nada. Las sensaciones varían de una postura a otra y de una sesión a otra; son impredecibles, pero casi siempre hay una sensación de algún tipo.

Éstas continúan durante lo que suele parecerle al principiante un tiempo muy largo, aunque viene a ser hasta de unos cinco minutos en realidad; luego desaparecen las sensaciones y recuperamos la impresión de calor corporal tranquilo; este fenómeno indica que la posición ha terminado y que conviene pasar a la siguiente. Como dice Callie, mi amiga terapeuta Reiki de seis años de edad: «Primero sube, y luego baja, y entonces tú vas a otra parte.» No imagino manera más concisa para describir lo que sucede. Si prefieres no cambiar de posición, el ciclo simplemente se repite: calor corporal, varios minutos de sensaciones diversas, y retorno del calor corporal. Con frecuencia una posición requiere menos de los cinco minutos previstos, lo cual es un indicio favorable. Guíate por las sensaciones que te comunican tus manos. Las imposiciones sobre la espalda son generalmente breves, a menos que se trate de curar específicamente una dolencia de espalda.

En otros casos tenemos la impresión de que las sensaciones se eternizan y no conseguimos despegar las manos. Es aconsejable perseverar mientras nos parezca que existe una necesidad de hacerlo. En cambio, si las sensaciones persisten pero notamos que las manos pueden moverse libremente, prolongaremos la postura el rato que nos parezca razonable y luego pasaremos a la siguiente. Es evidente que la zona en cuestión requiere más tratamiento, que el dolor no ha aparecido de un día para otro, y posiblemente no podrá ser eliminado en una sola sesión. Será por lo general una región corporal o una postura que va a demandar grandes dosis de energía Reiki, pero teniendo en cuenta que una sesión de tratamiento completo dura como una hora y media, no beneficia a nadie el dedicar demasiado tiempo a una posición determinada. Con la práctica de unas cuantas sesiones el o la terapeuta aprenden pronto cuándo hay que pasar de una postura a la siguiente.

Haz caso de tu intuición y recuerda que en esto, al igual que no se puede hablar propiamente de aciertos tampoco hay equivocaciones. En las sesiones de auto terapia posiblemente las sensaciones serán menos intensas que cuando sanamos a otros.

La práctica de Reiki requiere muy poca concentración consciente. Posiciona las manos con la intención de sanar y la energía fluirá, no importa lo que estés haciendo o pensando al mismo tiempo. (Incluso puede activarse mientras se está realizando otro tipo de actividad manual, como podrán comprobar los quiromasajistas.) Con frecuencia voy dando explicaciones a mis oyentes mientras las manos adoptan las posturas Reiki; la persona que recibe el tratamiento no se priva de energía porque ésta no necesita ser dirigida. Tus manos te dirán cuándo hay que cambiar la postura. En algunas ocasiones, sin embargo, se te reclamará toda tu atención. Si la persona receptora pasa por una fase de desahogo emocional, o de rememoración de una existencia anterior, o necesita guía durante un proceso de visualización, o quiere hablarte de lo que le ocurre, hay que estar con ella. La información recibida por vía psíquica durante la sesión Reiki puede ser muy importante, y ésta no se recibe sino en silencio. También durante las sesiones de auto terapia conviene prestar atención a los pensamientos que acuden mientras impones las manos sobre tu cuerpo; es posible que te comuniquen informaciones importantes.

Reiki sobre niños y mascotas

Cuando tratamos con Reiki a un perro, un gato o una criatura de corta edad la sesión presenta ciertos aspectos diferentes en comparación con los humanos adultos. Por lo general los animales y los niños no tienen tanta paciencia como para quedarse inmóviles todo el rato que dura una sesión Reiki completa; pero por otra parte, también tienen la facultad de absorber la energía con facilidad y prontitud muy superiores a las de un humano adulto. Algunas veces puede abreviarse una postura a treinta segundos. Cuando el animal está sano, sucede a veces que rechaza la energía por completo; sencillamente, se aleja de nosotros. En cambio el animal enfermo suele aceptarla. También la rechazan a menudo los animales en situación terminal, o por otras muchas razones. Los niños de muy corta edad suelen dormirse durante las imposiciones Reiki, y por lo general las reciben bien en toda circunstancia.

Para administrar el Reiki en estos casos realizaremos las imposiciones sobre el cuerpo del niño o del animal o sobre la zona álgida mientras el paciente permanece en una postura de descanso cómoda; una vez en posición la energía Reiki se encaminará hacia donde haga falta. Realizaremos la secuencia de posturas manuales si el cuerpo tiene tamaño suficiente; un animal pequeño como un pájaro, un roedor o un lagarto puede sostenerse entre las palmas de las manos. Cuando el animal no quiera más generalmente nos lo hará saber, por ejemplo dando muestras de inquietud o alejándose. Si necesita más, sin embargo, volverá al cabo de pocos minutos y es posible que retorne una y otra vez. Repetiremos el proceso mientras el animal siga pidiéndolo. En el caso de los niños, nuestras manos nos harán saber cuándo la postura o la sesión han durado lo suficiente, o lo manifestará el niño mediante muestras de inquietud, o si tiene edad suficiente es posible que nos diga que no quiere continuar.

Los gatos son especialmente sensibles a la energía Reiki pero mantienen una actitud peculiar en relación con ella, pues consideran que es un invento felino y no les agrada compartirla con los humanos. No obstante, cuando se hallan necesitados de curación suelen aceptarla de buen grado y puede ocurrir que critiquen nuestra técnica. Una Reiki III novel practicaba el pase de alineamientos con sus compañeras de clase, y su gato estaba presente en la habitación. El comentario psíquico del gato cuando las visitantes se hubieron despedido fue: «¡Ya lo sabía!». Ellos mismos son sanadores maravillosos en ocasiones por lo general su presencia es positiva en cualquier sesión Reiki, siempre y cuando la persona receptora sea amante de los gatos.

Los perros son más reservados; la energía Reiki les produce una sensación de cosquilleo.

Yo tengo dos huskies siberianos: a Copper le gusta y aceptará cuanta energía quiera o pueda yo transmitirle; en cambio Kali no la acepta de mí, pero se somete tranquilamente a cualquiera de mis amigas. Lo mismo que los gatos, por lo general la aceptarán si la necesitan.

Durante mis sesiones Reiki con otras personas, Cooper irradia un espectro irisado de colores a través de sus patas y muchas veces su presencia resulta útil; en cambio Kali se excita demasiado, porque es muy sensible a la energía psíquica y no le agrada. Hay que tener cuidado, porque algunos animales de compañía se hacen adictos y solicitan la energía Reiki o intentan saltar sobre la camilla y dan muchas molestias.

Con los niños la situación se plantea de una manera bastante parecida. Las manos pueden abarcar varias posiciones corporales con una sola imposición. Como los animales, los niños absorben la energía con suma rapidez, y ellos mismos nos indicarán cuándo no quieren más, momento que aprovecharemos para cambiar la postura de las manos o pondremos fin a la sesión. Los bebés y los que andan a gatas todavía suelen sentirse muy atraídos hacia la energía Reiki. Un niño de corta edad suelto en una habitación donde su madre esté administrando o recibiendo la curación puede convertirse en una distracción incómoda. La criatura intentará escalar la camilla o participar en la sesión (con el gato, .si se tercia, o con su perro de veinticinco kilos de peso). Es mejor tenerlos en otra habitación hasta que les toque el turno. Los niños que han recibido la formación Reiki I tienden a realizar sus imposiciones con mucha rapidez, en cuestión de un minuto o menos; lo cual no es óbice para que experimenten el ciclo completo de la energía y sepan perfectamente cuándo hay que cambiar de posición.

Dado que las sesiones Reiki son habitualmente bastante largas, por lo menos de una hora y por lo general más, es aconsejable un cierto grado de previsión en cuanto a cuándo y dónde llevarlas a cabo para uso propio o de otras personas. Si solo se trata de imponer las manos sobre una región dolorida, o si vamos a realizar una sola posición, estas consideraciones no son tan importantes como para la sesión completa. Las de autoterapia pueden efectuarse muy cómodamente en la cama, como última actividad de la noche o primera de la mañana. En estas condiciones algunas posturas resultan incómodas, así que nos limitaremos a las realizables; la autoterapia también da buenos resultados sentados en un sillón y relajados, por ejemplo mientras miramos la televisión.

Al administrar el Reiki para otras personas, conviene que tanto la receptora como la terapeuta se hallen muy cómodas. La primera deberá permanecer echada, primero boca arriba y luego boca abajo, durante una hora por lo menos. Dispondremos una almohada debajo de las rodillas si tiene problemas de espalda, y también debajo de las caderas y la nuca si se evidencia necesario. Si trabajamos en el suelo colocaremos sendas colchonetas o mantas dobladas para ambas; la sanadora tal vez estará más cómoda si se sienta sobre un almohadón, ya que deberá permanecer inmóvil durante cada una de las imposiciones y muchas veces la postura de las manos cambia varias veces antes de modificar la del cuerpo. Sería un desdoro tener que interrumpir una sesión o introducir una pausa porque se nos ha dormido un pie o se nos ha acalambrado la espalda. La disposición óptima para todos consiste en tener una camilla; yo uso la mía en combinación con una silla de oficina provista de ruedas y administro el Reiki sentada. Si se practica la curación en el suelo o sobre la cama, la sanadora debe aprender a relajarse y descubrir las posturas que le resulten físicamente más llevaderas.

Cuando la persona receptora del Reiki se halla hospitalizada u obligada a guardar cama, a veces no le será posible darse la vuelta. En este caso practicaremos solo las imposiciones para la parte frontal del cuerpo. Algunas pueden ser difíciles de alcanzar según las circunstancias locales; también en este caso prescindiremos de ellas y haremos lo que podamos, o nos limitaremos a la imposición de manos sobre la zona álgida. Siempre es mejor realizar la sesión sobre la receptora en decúbito, pero también podemos sentarla en una silla. En las demostraciones públicas con frecuencia me limito a imponer las manos sobre los hombros dejando que la energía fluya; cualquier dosis de Reiki es mejor que ninguna.

¿En silencio o con música suave?

Las más de las veces la sesión se desarrolla en silencio y yo lo recomiendo por lo menos para las imposiciones sobre la cabeza. Hecho esto es posible que la destinataria entre en una fase de desahogo emocional, que no debe interrumpirse ni obstaculizarse en manera alguna; mientras dure dedicaremos toda nuestra atención al paciente o la paciente. Algunas personas se quedan dormidas o entran en estado extracorpóreo durante la curación y no deben ser molestadas. En algunas sesiones ligeras, terapeuta y paciente pueden dialogar mientras se desarrollan las distintas posturas; en general las sesiones que se desarrollan con presencia de espectadores excluyen las reacciones u otras actividades emocionalmente intensas. La intuición nos dirá cuándo conviene charlar y cuándo es mejor callar. Si se hace presente alguna comunicación psíquica mantendremos una actitud comprensiva y simpatizante con el estado de ánimo de la receptora.

Algunos terapeutas prefieren tener música ambiental durante la sesión de Reiki; son preferibles las piezas no vocales de música clásica o tipo New Age puestas a volumen bajo, excluyendo por supuesto las músicas agitadas como el rock duro o el hip hop. La iluminación será tenue y descolgaremos o desconectaremos los teléfonos, además de cerrar las puertas para evitar irrupciones molestas. Por análogos motivos hay que evitar distracciones e interrupciones durante la auto terapia; tú mereces un espacio y un tiempo reservados en exclusiva lo mismo que cualquier otra persona. Y como la primera postura Reiki es la imposición de las manos sobre los ojos, no olvides lavártelas antes de dar inicio a la sesión. Céntrate, relájate mentalmente y comienza.

Las ropas holgadas son aconsejables tanto para la terapeuta como para la receptora durante la sesión Reiki, pero no es necesario desnudarse. Algunos terapeutas prefieren descalzarse si el suelo está alfombrado y la habitación a temperatura templada. La persona receptora se quitará los zapatos y también las gafas, si las usa; en cambio no es imprescindible quitarse las lentillas de contacto, salvo excepciones. Si lleva un cinturón muy pesado se lo quitará; en cambio, no me parece necesario quitarse las joyas para la sesión Reiki, aunque algunos terapeutas prefieren quitárselas o que lo haga la persona receptora.

Tendremos preparado un cobertor por si ésta acusa sensación de frío. Si vamos a posicionar cristales debajo de la camilla es imprescindible purificarlos previamente.

En efecto Reiki puede utilizarse con diversas disposiciones de gemas y cristales, y ésa es una combinación que potencia su eficacia. Ante todo es de fundamental importancia la purificación de las piedras antes y después de proceder a la sesión. Una vez limpios los cristales podremos cargarlos de energía con las manos y cuando la persona destinataria se halle en decúbito supino, colocaremos las piedras sobre sus chakras e iniciaremos la sesión de Reiki. En esencia, se trata de elegir gemas cuyos colores guarden correspondencia con los que se asignan a los chakras (por ejemplo, una piedra de color anaranjado sobre el chakra sacro), aunque también podemos dejarlo a la guía de nuestra intuición. Cuando se utilizan las gemas en combinación con la curación Reiki, aumenta la probabilidad de que la destinataria experimente una fase de relajación emocional y, en líneas generales, la sesión terapéutica suele cobrar mayor intensidad.

Localización de los chakras

Las posturas de las manos también se dirigen fundamentalmente a los chakras; esta circunstancia nos ayudará a recordarlas una vez memorizadas las tres posturas correspondientes a la cabeza. Los chakras se localizan en el cuerpo etérico, que es un doble energético del cuerpo físico y difiere del plano material en un nivel. Funcionan como transformadores de energía que conducen el ki telúrico y el celeste hacia el organismo humano o el del animal. En los humanos, los chakras están dispuestos en alineación vertical que pasa por el centro del cuerpo, y guardan relación con diferentes regiones de las partes anterior y posterior del organismo. La sesión Reiki completa abarca todos los chakras y todos los órganos esenciales. En los animales la disposición de los centros energéticos es más bien triangular y solo algunos de los chakras se alinean a lo largo de la columna vertebral; sobre la localización de los chakras en los animales de compañía pueden consultarse los libros de Diane Stein *Natural Healing for Dogs and Cats* y *The Natural Remedy Book for Dogs and Cats* (The Crossing Press, 1993 y 1994).

Aunque no sea indispensable el conocimiento de la localización de los chakras para administrar el Reiki, sí facilita la descripción de las imposiciones. El sistema chákrico que conocemos en Occidente fue desarrollado en la India, en lo que echamos de ver otra posible relación con el Reiki. Importa observar, no obstante, que otras muchas culturas desarrollaron sistemas parecidos. Desde el punto de vista energético desde luego es útil saber por qué colocamos las manos sobre determinadas regiones corporales. Cada una de éstas se halla regulada por un chakra. Me limitaré a dar una descripción muy breve de estos centros, ya que existen muchos y muy buenos tratados sobre el sistema de los chahas.

Como la sesión Reiki comienza habitualmente por la cabeza y procede de arriba abajo, los describiré por este mismo orden.

Las tres imposiciones craneales Reiki comprenden los centros Corona y Tercer Ojo. El chakra Corona se localiza en posición ligeramente retrasada con respecto a la cima del cráneo, y físicamente guarda correspondencia con la glándula pineal. Es nuestra conexión con la espiritualidad y con la Divinidad Fuente, y se le atribuye por lo general el color violeta, o el blanco. El Corona es el lugar de la percepción de los guías espirituales y de las facultades de canalización. El chakra siguiente es el frontal o Tercer Ojo, entre los ojos del cuerpo físico y un poco por encima de éstos. Tiene relación con la glándula pituitaria. Es el chakra de la percepción psíquica y del entendimiento de la Unidad con el Universo. Se le atribuye el color índigo, el azul oscuro del cielo en crepúsculo vespertino.

Es el centro del poder femenino y representa la creación de las realidades personales. En la curación a nivel físico, los chakras Corona y frontal rigen el cerebro, los ojos y el sistema nervioso central. El chakra de la garganta se localiza en la base del cuello y está asociado a las glándulas tiroides y paratiroides. Su color es el azul claro y sus funciones abarcan la comunicación entre lo físico y lo psíquico. En un mundo en donde el hablar es peligroso, muchas personas tienen un chakra de la garganta muy necesitado de tratamiento. En este plano se expresan las emociones y se localiza la creatividad. Por lo que se refiere a la curación este chakra gobierna todas las cosas relacionadas con la garganta, así las faringitis como la fiebre de candilejas, las afecciones tiroideas y los tumores de la garganta. Le sigue el chakra cordial, localizado detrás del esternón y físicamente asociado con el corazón y con la glándula timo. A este chakra suelen atribuírsele dos colores, el verde como color primario, y el rosa. Las emociones nacen del corazón, por ejemplo el amor universal y el amor al prójimo. Los dolores de corazón y las afecciones cardíacas (tanto en el sentido emocional como en el plano físico-orgánico) son típicos de la sociedad moderna, y justifican una gran demanda de curación emocional y de las dolencias del corazón.

Debajo del chakra cordial y localizado entre las costillas flotantes hallamos el del plexo solar; su color es el amarillo solar. Es el centro del poder masculino y el lugar en donde se produce la asimilación de la energía que absorbe el organismo. Gobierna también la asimilación de los alimentos, ya que físicamente guarda correspondencia con el páncreas y el hígado, así como las cuestiones del poder y el equilibrio de los poderes. Entre las afecciones que se le atribuyen figuran las anomalías de la digestión, el alcoholismo y los errores alimentarios. El centro abdominal o sacro corresponde al bazo en el hombre y al útero en la mujer, desempeñando además funciones purificadoras. En este centro se almacenan las primeras impresiones y las pautas e imágenes antiguas de la emotividad; es además el centro de la elección sexual. Su color es el anaranjado. La curación de este chakra es necesaria para superar las consecuencias de sevicias antiguas y los problemas de la fertilidad y la sexualidad.

El chakra Raíz, generalmente asociado a las glándulas suprarrenales, se localiza en la región genital, y se representa de color rojo brillante.

Conocido en Oriente como la Puerta de la Vida y la Muerte, el chakra Raíz es el lugar del nacimiento y de la reencarnación.

Es el centro de la supervivencia, la sede de la capacidad para tomar de la abundancia del planeta. La curación del centro Raíz gira alrededor de cuestiones fundamentales como la comida, el cobijo y la vestimenta, el deseo de vivir o de morir, la toma de fundamento y la adaptación a la vida en el plano terrenal. Éstos son los siete chakras principales, que tienen presencia en la parte anterior del cuerpo y en la posterior. Se dice que el doble etérico humano consta de cuarenta y nueve chakras en total, aunque los demás tienen la consideración de puntos energéticos secundarios. Cada punto de acupuntura puede calificarse también de chakra menor, y son cientos. Pero los chakras secundarios localizados en las manos y en los dedos distan de ser menores para los terapeutas. Como tampoco lo son los que se localizan en las plantas de los pies, que también pueden transmitir la energía Reiki, y además sirven para conectarnos con el plano telúrico. Existe un chakra en la parte posterior de cada articulación corporal. Los chakras son un elemento importante del sistema eléctrico del cuerpo, y puentes entre la Entidad física y la no física.

Además de los siete chakras principales y los numerosos secundarios, existe otra alineación de importantes centros energéticos. Por encima del Corona y más allá del cuerpo físico se halla el Punto Transpersonal. Su color es el blanco brillante (suma de todos los colores) y su función es la Divinidad en Nosotros. E incluso es posible que en estos tiempos estén definiéndose otros centros de orden más alto aún. Debajo y más allá de los pies del cuerpo físico está el chakra telúrico o Fundamento, cuyo color es el negro. Configura nuestra conexión con el planeta y la toma de fundamento nos permite participar de las energías nutricias y magnéticas del planeta.

Una línea de energía une el Punto Transpersonal con el chakra de la Tierra. Dicha línea se halla probablemente en un plano diferente del doble etérico, en el nivel áurico que corresponde al cuerpo emocional/astral. En su libro *Light Emerging* (Bantam Books, *1993)*,

Barbara Brennan le llama la Línea Hara. Mantak y Maneewan Chia la han descrito también en *Awaken Healing Light of the Tao*, y es asimismo la noción básica de la colección de cintas de audio *Awakening Your Light Body*, de Duane Packer y Sanaya Roman. A lo largo de esta línea se localizan otros centros, que forman parte del ancestral sistema Ch'i Kung. A lo que parece, están empezando a abrirse de manera espontánea en muchas personas. Por mi parte he notado su presencia cada vez más frecuente en mis sesiones de curación. La Línea Hara es más importante para los grados Reiki II y III, pero pasaré a describir ahora estos «nuevos» centros, aunque no estoy segura de haber entendido por completo sus funciones en el momento de escribir estas líneas.

Figura entre éstos un chakra rojo y dorado en la base del cráneo, que parece guardar correspondencia con la manifestación, y recibe el nombre de Cuerpo Causal. Entre los chakras de la garganta y el corazón aparece otro centro, de color aguamarina, al que llamaré el chakra de la glándula timo. Desempeña un papel en la defensa inmune y en la resistencia a los contaminantes y la agresión química. En el diafragma hay otro centro nuevo, de color verde lima; su finalidad consiste en purgarnos de las emociones viejas y las toxinas de cualquier nivel. Y el último de éstos es el propio Hara, localizado entre los chakras Raíz y abdominal; a veces le llaman el centro Sacro. En el sistema Ch'i Kung recibe el nombre de Tan Tien, y según los japoneses y los chinos es la sede de la energía y del poder humanos o ch'i Originario. Su equivalente occidental es el plexo solar (aunque de color dorado, más exactamente que amarillo). Sin embargo, Hara o Tan Tien es mucho más.

Según Mantak Chia, el punto Tan Tien es la localización corporal del ch'i Originario, la fuerza vital que todos recibimos en el momento de nacer. Ésta se combina con el ch'i Celestial (del Universo) y el ch'i Telúrico (del planeta Tierra) a través del Punto Transpersonal y del chakra de la Tierra, para crear las tres fuerzas que sustentan y nutren toda vida.

Barbara Brennan define el Tan Tien o Hara como el lugar de la «voluntad de vivir en el cuerpo físico». Describe la Línea Hara como la trayectoria, la línea de la intención para la encarnación actual.

El sistema del ki (o ch'i) humano es muy complejo y además va desarrollando todavía más complejidad conforme aumenta el número de personas que se ocupan de él. Para las posturas de las manos en Reiki I, no obstante, basta conocer las localizaciones de los siete chakras mayores.

Autoterapia

A partir de aquí comenzaremos por fin una sesión Reiki, y el beneficio principal del Reiki I es la auto terapia. Muchos alumnos me cuentan que han estudiado numerosos métodos de curación sin encontrar nunca en ellos la manera de remediarse a sí mismos; en cambio Reiki comienza por ahí precisamente. Las posturas de las manos para la autoterapia son también la base para todas las demás imposiciones Reiki. Aunque aquí se explican sistematizadas para una mayor claridad expositiva, siempre debes confiar en el libre juego de tu intuición. Si durante una curación se te guía para que lleves las manos a una posición no identificada como una de las posturas Reiki, no por eso dejes de hacerlo.

Por análoga razón, si se te guía para saltarte una de las posturas, o para realizarlas en un orden diferente, hazlo también. A mi alumnado yo le exijo que aprendan todas las posturas en el orden indicado, que las practiquen hasta conocerlas a fondo, y que luego hagan caso de sus guías y de su intuición para determinar lo que proceda en cada caso. No existe un modo incorrecto de administrar Reiki. Los maestros discrepan en cuanto a tal o cual postura, pero todos tienen razón. Impón las manos, y la energía irá donde haga falta. Mantenlas en posición hasta que notes como varía el flujo energético para indicarte que debes pasar a la siguiente. Si no logras alcanzar una postura, o te parece incómoda, prescinde de ella y pasa a la siguiente. Si te falta flexibilidad de brazos y de cuerpo para posicionar las manos sobre la espalda, limítate a trabajar únicamente la parte anterior del cuerpo. No cruces los antebrazos ni las piernas para pasar de unas posturas a otras. El mandamiento elemental de Reiki es llevar las manos adonde duele. Lo óptimo es sanar el cuerpo completo durante la sesión, pero si no se alcanza, haz lo que puedas.

En las ilustraciones se muestran las posturas de las manos para la auto terapia, numeradas para facilitar su identificación. El tratamiento se inicia siempre por la cabeza y continuando hacia los pies por la parte anterior del cuerpo; luego procedemos de cabeza a pies por la parte posterior. Las primeras tres posturas de manos corresponden a la cabeza. En la primera posicionamos las manos ligeramente ahuecadas sobre los ojos (pero sin aplicar presión sobre éstos). Mantendremos esta postura mientras notemos las sensaciones causadas por la energía, las cuales suelen cesar al cabo de unos cinco minutos.

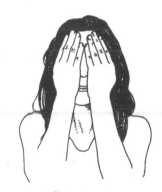

1. Sobre los ojos

Esta primera postura equilibra los hemisferios cerebrales derecho e izquierdo, y es muy eficaz en los casos de dolores de cabeza o fatiga visual; además comprende también el chakra frontal o del Tercer Ojo.

A continuación (postura 2) desplazamos las manos hacia las mejillas. Los pulgares se apoyan justo debajo de las orejas y las palmas de las manos cubren las mejillas. Una vez más aguardaremos hasta que se haya completado el ciclo de la energía. Esta postura de las manos es casi instintiva; es la que adoptamos cuando necesitamos un consuelo.

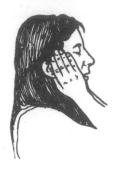

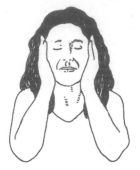

2. Sobre las mejillas, los pulgares, debajo de las orejas

2a. Variante de la segunda postura

En la tercera postura de cabeza (3, 3a) las manos van hacia la parte posterior del cráneo y cubren el surco occipital. Con esto actuamos sobre el chakra corona, y también sobre el Tercer Ojo por detrás, además de ejercer alguna acción sobre el Cuerpo Causal. Todas estas posturas vienen a durar unos cinco minutos cada una.

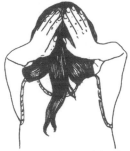

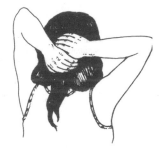

3. En la parte posterior del cráneo, por encima del surco occipital.

3a. Variante de la tercera postura.

Ahora pasamos al chakra de la garganta (4, 4a). Si el colocar las manos sobre la garganta te provoca una reacción de pánico (aunque no es tan frecuente en auto terapia, a diferencia de lo que sucede cuando notamos las manos de otra persona sobre nuestro cuello), desplaza un poco la imposición hacia las clavículas. Cuando administramos Reiki para otra persona, habitualmente las manos irán a buscar esta postura algo más baja, en vez de colocarlas directamente sobre la garganta (además la localización real del chakra corresponde más bien a la «V» situada entre las clavículas).

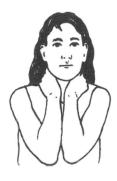 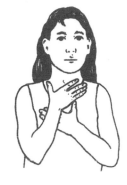

4. Sobre la garganta   4a. Variante de la cuarta postura

La quinta postura (5, 5a) solo se utiliza en auto terapia. Consiste en posicionar ambas manos sobre el esternón, o también sobre las mamas si crees que necesita sanarse esa región.

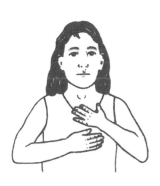 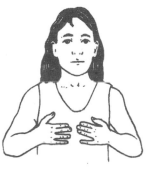

5. Sobre el corazón (esternón, solo en auto terapia).

5a. Variante de la quita postura (solo en auto terapia).

La postura siguiente es la que corresponde al plexo solar (6). Las manos opuestas frente a frente, con los dedos sobre la parte inferior de la caja torácica, debajo de los pechos. Desde el punto de vista anatómico, la mano derecha queda sobre el hígado y la vesícula biliar, la izquierda sobre el páncreas, el bazo y el estómago. Mientras permaneces en esta postura es posible que notes algunos ruidos internos. Como en todas las demás posturas, el ciclo de la energía requiere unos cinco minutos, así que aprovéchalo para relajarte durante este proceso.

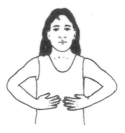

6. Sobre la parte inferior de la caja torácica.

En la misma postura de manos, éstas van luego a posicionarse sobre la parte central del abdomen, más o menos hacia la cintura o un poco más abajo (7), y luego hacia el vientre, rozando el hueso de la cadera (8). En esta postura la energía se dirige a los intestinos y al chakra abdominal.

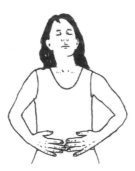 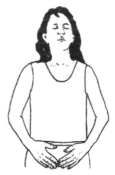

7. Sobre la parte central del abdomen.   8. Sobre la pelvis y el bajo vientre.

La relación de las posturas frontales termina con las manos unidas en el bajo vientre, la una sobre la otra y posicionadas sobre el hueso del pubis (9, 9a). En auto terapia puedes tocarte la región genital, si quieres.

Esta postura afecta al chakra Raíz y abarca la matriz, los ovarios, la vejiga y la vagina en la mujer, o bien la vejiga y los testículos en el hombre.

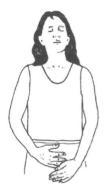

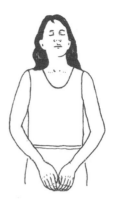

9. Manos en el centro por encima del hueso púbico sin tocar la región genital.

9a. Variante de la novena postura, sobre la región genital (solo en auto terapia).

A continuación trabajaremos sobre las rodillas, las piernas y los pies. Éstas no son posturas del Reiki Tradicional, pero las juzgo sumamente importantes, sobre todo por lo que se refiere a los pies. Servirán para equilibrarnos y tomar fundamento después de haber movilizado las energías de los centros superiores. Restablecemos la conexión con la Madre Tierra y además integramos y completamos el circuito energético de la curación.

Para las rodillas y los tobillos (10, 10a, 11, 11a) primero posicionamos las manos sobre las rodillas y luego haremos lo mismo con uno y otro tobillo; es posible que necesites ensayar varias posturas hasta dar con la más cómoda para mantener las manos sobre los tobillos. Una posible variante consiste en colocar primero una mano sobre la rodilla y la otra sobre el tobillo del mismo lado, derecho o izquierdo, y luego hacer lo mismo con la rodilla y el tobillo del otro lado.

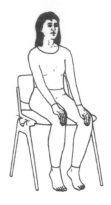

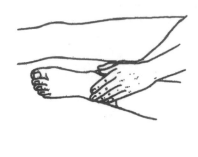

10. Parte anterior de ambas rodillas.   11. Parte anterior de ambos tobillos

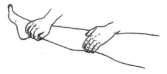

10a - 11a. Rodilla y tobillo de un mismo lado, pasando luego a la otra pierna.

Por último nos dirigiremos a los pies, posicionando las manos sobre las plantas, que es donde están localizados los chakras, bien sea llevando cada mano hacia el pie del mismo lado (12), o ambas hacia un pie, y luego al otro (12a). Como siempre, se mantendrá la postura mientras notemos presentes las sensaciones energéticas.

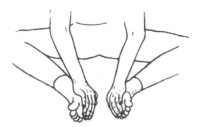
12. Plantas de ambos pies.

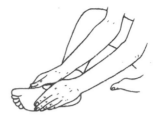
12a. Primero la planta de un pie, luego la del otro.

Seguidamente pasamos a la parte posterior del cuerpo. Hay solo una postura para la cabeza (13), aunque es opcional, puesto que ya hemos trabajado sobre la cabeza con tres posturas distinta. Una mano irá a colocarse sobre la parte superior del cráneo, o Corona, y la otra hacia la parte posterior (Cuerpo Causal). Una posible alternativa consiste en posicionar ambas manos sobre el chakra Corona (13a).

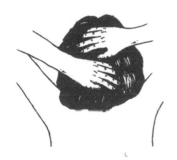
13. Parte posterior de la cabeza (una mano sobre el surco occipital la otra sobre la cima del cráneo).

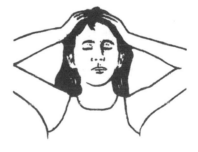
13a. Variante de la postura anterior.

A continuación las llevaremos hacia la nuca o sobre los músculos de la parte superior de la espalda, entre la nuca y los hombros (14), región en donde muchas personas suelen acumular fuertes tensiones. Así actuaremos por detrás sobre el chakra de la garganta en una postura no tan sensible como la imposición por la parte anterior.

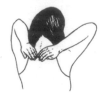

14. Nuca y músculos de la parte superior de la espalda.

Vuelve los brazos atrás ahora buscando la región situada debajo de los omóplatos (15) a fin de actuar sobre el chakra Cordial por detrás, las manos enfrentadas como en la postura similar para la parte anterior del torso. En esta colocación de manos y brazos descienden luego hacia la parte media de la espalda (16), y luego hacia la parte baja (17).

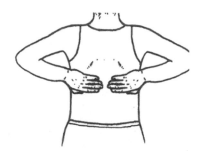

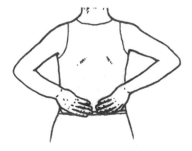

15. Sobre las costillas, debajo de los omóplatos (chakra cordial por detrás).

16. Parte media de la espalda.

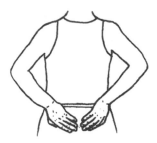

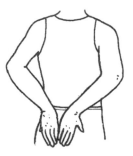

17. Parte baja de la espalda sobre el sacro.

17a. Variante o postura adicional para la parte inferior de la espalda.

Con estas posturas influimos sobre el chakra del plexo solar y el abdominal. Para la imposición sobre la parte baja de la espalda contamos con una postura variante (17a), con las manos apuntando hacia abajo, que afecta asimismo al chakra Raíz. Luego repetimos las posturas para las rodillas y los tobillos (18, 19 o 19a), pero colocando ahora las manos en la parte posterior; y por último repetimos la acción sobre las plantas de ambos pies (20). Con esto queda descrita una sesión completa de auto terapia Reiki. Pronto te familiarizarás con las posturas. Una vez terminada, bebe un vaso grande de agua pura y descansa un rato. Es posible que notes una sensación vertiginosa o de falta de concentración durante un tiempo que puede variar entre algunos minutos y una hora. Presta atención a las emociones y pensamientos que han surgido durante la sesión terapéutica.

18. Parte posterior de ambas rodillas (véase la figura 10, pero actuando por detrás).
19. Parte posterior de ambos tobillos (véase la fig. 11, pero actuando por detrás).
19a. Rodilla y tobillo de la misma pierna, actuando por detrás. Repetir con la otra pierna

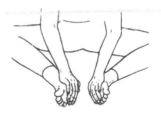

20. Plantas de ambos pies

Cómo sanar a otros

La sesión Reiki con otra persona se parece mucho a la auto terapia, salvo dos excepciones.

En primer lugar dirigimos las palmas de las manos hacia fuera, en vez de volverlas hacia nuestra propia persona, lo cual impone algunas modificaciones en cuanto a la ejecución de las posturas. La persona que administra el tratamiento debe buscar una postura corporal de máxima comodidad; de lo contrario la realización de las diferentes posturas originaría una fatiga considerable. No cruces los brazos ni las piernas, ni permitas que lo haga la destinataria. En segundo lugar, cuando sanamos a otra persona es preciso respetar la intimidad física. Tocar los senos o los genitales implica una invasión de esa intimidad, por lo general inadmisible, excepto si la destinataria eres tú misma o tu pareja.

Esto debe tenerse en cuenta lo mismo con los niños que con los adultos. En nuestro país una de cada tres mujeres ha sufrido una violación y probablemente una de cada dos, o más, han sido víctimas de abusos deshonestos incestuosos o de otro género. La sesión Reiki debe constituir un espacio seguro: no podría ser de otra manera.

Al comienzo de la sesión practicamos las posturas para la cabeza, de pie o sentados a espaldas de la persona que recibe el tratamiento. Esta disposición espacial será válida para las tres posturas de la cabeza, la del chakra de la garganta y probablemente también la del chakra Cordial. En las páginas siguientes pueden verse las figuras, ordenadas y numeradas con arreglo a la secuencia de ejecución que se propone. La primera postura consistirá en posicionar las manos con suavidad y algo ahuecadas sobre los ojos de la persona, sin aplicar ninguna presión (1). Prestaremos atención al ciclo de la energía y cuando desaparezcan las sensaciones, pasaremos a la postura siguiente. La primera postura servirá para equilibrar los hemisferios cerebrales derecho e izquierdo, y es posible que la receptora manifieste cierta agitación, pero se tranquilizará tan pronto como pasemos a la postura siguiente. Nos abstendremos de dar pie a ninguna conversación mientras realizamos las posturas para la cabeza y si la persona se empeña en hablar, le rogaremos que guarde silencio por ahora.

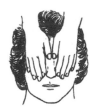

1. Manos formando copa suavemente aplicadas sobre los ojos.

En la segunda postura impondremos las manos sobre las mejillas, los meñiques junto a las orejas. Mientras la primera postura iba dirigida al chakra del Tercer Ojo, en ésta actuamos sobre el chakra Corona y también sobre el Tercer Ojo. Con frecuencia la persona que recibe el tratamiento se tranquiliza en este momento e incluso es posible que se duerma o inicie una excursión extracorpórea.

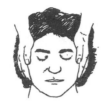

2. Sobre las mejillas, los meñiques ligeramente aplicados sobre las orejas.

Para efectuar la tercera postura (3), la sanadora levantará un poco la cabeza de la paciente (que suele colaborar de manera espontánea) pasando las manos debajo de ella y haciendo copa debajo del surco occipital. Conviene buscar la colocación más cómoda para las manos, que será al mismo tiempo la correcta. Afecta a los chakras Corona, Tercer Ojo y Cuerpo Causal. En esta postura tratamos el cráneo, el cerebro, los ojos, los oídos y el sistema nervioso central.

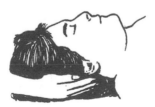

3. Las manos bajo la cabeza previamente alzada por la sanadora.

Pasamos adelante para actuar sobre el chakra de la garganta (4). Debido a la reacción de pánico que produce en muchas personas el sentir unas manos ajenas sobre la garganta, yo prefiero no hacerlo y acostumbro posicionar las manos un poco más abajo, cerca de las clavículas. Otra posibilidad estriba en colocar ambas manos sobre la garganta pero sin llegar a tocarla, formando como una tienda de campaña, pero la postura es incómoda y supone un esfuerzo adicional para el o la terapeuta. En existencias pasadas, muchas de las personas que hoy se dedican a sanar murieron en el patíbulo, por lo general estranguladas antes de arder sus cuerpos en la pira, de ahí la fobia.

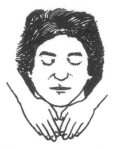

4. Las manos muy ligeramente apoyadas entre las clavículas, un poco por debajo de la garganta.

Mediante una nueva extensión de los brazos, o desplazándonos lateralmente, pasamos a la postura para el chakra del corazón (5, 5a). Nunca tocaremos con las manos los pechos de una mujer con quien no tengamos intimidad, salvo si se ha convenido previamente (como sería el caso de la paciente que busca remedio a unos quistes o nódulos en las mamas). Por lo general nos limitaremos a imponer las manos sin tocarlos, o iremos a apoyarlas entre los pechos si hay espacio suficiente, o si no se puede corregir de algún modo la postura, prescindiremos de ella por completo. Una vez más, esperaremos la subida y la bajada del ciclo energético, lo cual puede llevar unos cinco minutos, antes de pasar a la postura siguiente.

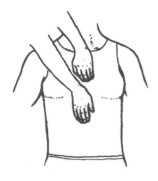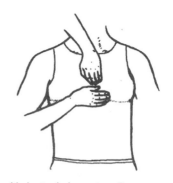

5. Entre las mamas - postura opcional. Debe usarse previo permiso evitando invadir la intimidad física.

5a. Variante de la postura 5.

Ahora será preciso que nos coloquemos a un lado de la receptora, no a espaldas de ella. El plexo solar (6) se localiza justo debajo de las mamas y cuando actuamos sobre esta región influimos en los órganos superiores de la digestión (hígado, vesícula biliar, páncreas).

En las posturas para el torso se ofrecen varias posibilidades en cuanto a la colocación de las manos. Pueden posicionarse como se hizo para la auto terapia, aunque apuntando hacia fuera y no hacia dentro. Para hacerlo las dispondremos en horizontal, y transversalmente con respecto al cuerpo, los dedos de una mano casi rozando la muñeca o la palma de la otra. Otra posibilidad, a veces más cómoda, consiste en posicionar las manos la una al lado de la otra, los pulgares casi rozándose. Para localizar las posiciones imaginemos el torso de la persona receptora dividido en cuatro cuarteles, adonde dirigiremos sucesivamente las manos contiguas: superior derecho, superior izquierdo, inferior derecho, inferior izquierdo, y terminando con la imposición de las manos en el centro de la parte baja del abdomen. (En la práctica de Reiki no importa si comenzamos por el lado izquierdo o por el derecho.) Lo mismo podremos hacer, si queremos, cuando trabajemos la parte dorsal del cuerpo. Las ilustraciones y las descripciones que doy seguidamente muestran el primer método; ambos procedimientos son correctos y su elección solo es cuestión de comodidad para la sanadora.

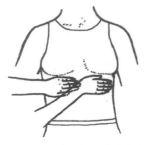

6. Debajo de las mamas, sobre la parte inferior de la caja torácica.

Continuando con el torso, en la postura (7) llevamos las manos un poco más debajo de la cintura para actuar sobre el chakra abdominal.

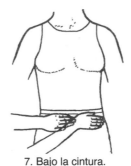

7. Bajo la cintura.

En la postura siguiente (8) descendemos a la región pélvica, con imposición de las manos por encima del hueso púbico, puestas horizontalmente o la una al lado de la otra.

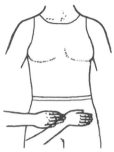

8. En la región pélvica, un poco por encima del hueso del pubis.

Luego llevamos ambas manos al centro del bajo vientre (9), justamente sobre el hueso del pubis, superponiendo para ello las manos; en esta posición influimos sobre todos los órganos abdominales de los aparatos digestivo, excretor y reproductor.

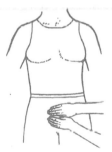

9. Ambas manos en el bajo vientre, sobre el hueso del pubis.

Las posturas para las rodillas, los tobillos y los pies son todavía más importantes cuando tratamos a otra persona que para las sesiones de auto terapia. Es preciso tener en cuenta que, a estas alturas de la sesión, hemos tenido a una persona inmovilizada, tal vez en silencio (excepto si ha pasado por una fase de desahogo emocional) y sometida a nuestras manipulaciones durante media hora o más. Quizá nos parezca que se ha dormido o que está «fuera de sí» en el sentido de una cierta divagación extracorpórea; pues bien, la imposición de las manos sobre las piernas y los pies nos servirá para devolverla al plano terrenal y a su propio ser.

Para ello la terapeuta deberá cambiar otra vez de posición. Para realizar las imposiciones sobre el torso la sanadora se sitúa de pie o sentada junto a un costado de la receptora. No es necesario pasar de un lado al otro, pues bastará con extender los brazos para situar las manos sobre el lado opuesto al que ocupamos. Hecho esto nos desplazamos algo más abajo, hasta donde sea necesario para alcanzar las piernas cómodamente.

Ahora trabajaremos la parte superior de ambas rodillas (10), y luego la parte superior de ambos tobillos (11). Otra variante consiste en posicionar las manos sobre la rodilla y el tobillo de un mismo lado (11a); esta postura es desde luego mucho más cómoda. Como de costumbre, dirigiremos nuestra atención a la subida y la bajada de las sensaciones energéticas.

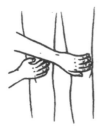 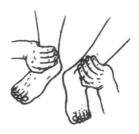

10.Parte anterior de ambas rodillas.   11. Parte anterior de ambos tobillos.

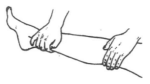

11a. Rodilla y tobillo del mismo lado; luego se repetirá en la otra pierna: postura a escoger (combina 10 y 11).

Termina esta fase con la imposición sobre las plantas de los pies (12), para lo cual trabajamos sucesivamente uno y otro pie, o ambos a la vez, siendo preferible esta última variante. Si la sesión va a completarse con imposiciones de manos sobre la parte dorsal del cuerpo, en este momento podemos prescindir de las posturas para los pies, dejándolas para el final de la sesión. En cuyo caso pediremos a la destinataria que se dé la vuelta y pasamos a ocupar de nuevo nuestro lugar junto a la cabeza.

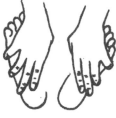

12.Plantas de ambos pies

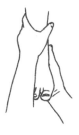

12a. Variante de la postura 12.

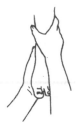

12b. Primero un pie y luego el otro.

Opcionalmente podemos realizar una imposición de manos para la parte posterior de la cabeza, a cuyo efecto la persona receptora debe volver la cara a un lado y posicionaremos una mano sobre el chakra Corona y la otra en la parte posterior del cráneo, sobre el surco occipital.

Aguardamos la variación de las sensaciones y luego pasamos a la posición siguiente, que actúa sobre la parte posterior del cuello (14). Todavía no he conocido ningún caso de sensibilidad excesiva al tratamiento del chakra de la garganta por la parte posterior; en cualquier caso disponemos de una alternativa, que consiste en posicionar las manos sobre el músculo trapecio, es decir sobre los fuertes paquetes musculares comprendidos entre la nuca y los hombros.

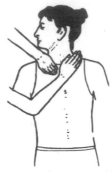

14. Parte baja de la nunca (terapeuta al lado de la receptora).

Hecho esto nos colocamos al lado de la receptora y efectuamos las tres posturas correspondientes a la espalda (15, 16, 17). Las manos pueden colocarse la una a continuación de la otra, o ambas en paralelo, lo mismo que para la parte anterior del torso.

Estas posturas afectan a los chakras Cordial, del plexo solar y del abdomen. También son beneficiosas para los riñones y corrigen maravillosamente la tensión arterial, los estados de estrés y las dolencias de la espalda.

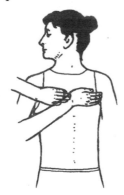

15. Sobre los omóplatos.

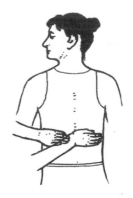

16. En la parte media de la espalda.

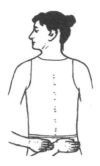

17. Parte inferior de la espalda de la espalda, debajo de la cintura y por encima del sacro.

En las personas de espalda muy larga o que acusan frecuentes dolores de la parte lumbar, realizaremos una postura adicional más abajo, hacia el comienzo de las nalgas, la cual puede practicarse opcionalmente con las manos apuntando en sentidos opuestos (18).

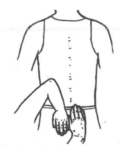

18. Sobre el coxis, postura opcional.

Seguidamente pasaremos a ocuparnos de las piernas y los pies, y quiero subrayar que la ejecución cuidadosa de las posturas es de suma importancia en esta fase. Sirven para la toma de fundamento de la receptora tras haber permanecido largo rato «fuera de sí». Para mayor comodidad pasaremos a situarnos más cerca de las piernas y efectuaremos las posturas Reiki para la parte posterior de ambas rodillas (19), así como para la parte posterior de ambos tobillos (20); con frecuencia se prefiere imponer las manos simultáneamente sobre la rodilla y el tobillo del mismo lado (20a). Tras conceder el tiempo necesario para el ciclo de la energía, no olvidaremos repetir la operación en el otro lado.

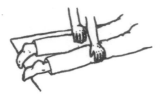

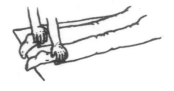

19.Parte posterior de ambas rodillas.   20. Parte posterior de ambos tobillos.

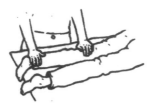

20a. Rodilla y tobillo del mismo lado por detrás, primero una pierna y luego la otra.

La última postura de la sesión es la que afecta a las plantas de los pies (21). Lo mismo que para la parte anterior del cuerpo, la postura consiste en imponer las manos sobre la parte central de las plantas, que es donde se localizan los chakras. Notarás un intenso flujo de la energía a través de los pies, el cual se prolonga a veces durante varios minutos. Esta postura integra y completa la curación.

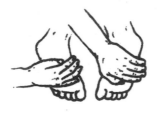

21. Plantas de ambos pies.

La persona receptora todavía dista de haber tomado fundamento cuando se incorpore al término de la sesión, pero se hallará en condiciones de desplazarse por su propio pie; si se omitiese la imposición sobre los pies nos arriesgaríamos a que permaneciese bastante rato en un estado de confusión o desorientación.

Otra manera de poner término a la sesión consiste en realizar unos pases para evacuar el exceso de energía. Para ello mantenemos una mano, o ambas, a unos veinte centímetros de distancia del cuerpo, con las palmas hacia abajo. Procurando guardar siempre dicha distancia, efectuamos un movimiento de barrido suave, pero rápido, en pases largos dirigidos desde la cabeza hacia los pies. En primer lugar pasaremos varias veces desde la cabeza hacia el torso, luego desde éste hacia las piernas, y de éstas hacia los pies.

En estas condiciones tus manos se mueven dentro del aura de la receptora, y percibimos una sensación como de una corriente de agua; es posible que sea percibida también por la persona receptora. Este pase áurico, sobre todo cuando se ejecuta con rapidez, ayuda a la toma de fundamento por parte de la receptora y la despierta por completo, lo cual suele suscitar una sensación muy agradable.

Le anunciaremos a la receptora que la sesión ha terminado y le aconsejaremos que permanezca echada hasta que se halle en disposición para desplazarse por su propio pie, lo cual no debe precipitarse en ningún caso. Cuando se considere preparada, enséñale que debe incorporarse volviéndose primero a un lado y tomando luego apoyo con los brazos, ya que el hacerlo sobre la nuca es perjudicial para el cuello y la espalda. Una vez sentada, adviértele que no se ponga en pie todavía, sino que permanezca un rato sentada mientras le traes un vaso de agua pura. Una sensación de ligero mareo o desorientación puede persistir hasta media hora; la relajación peculiar o estado de conciencia alterado se prolonga a veces hasta tres días, pero es una sensación jubilosa y agradable.

Después de la sesión terapéutica, algunas personas entran en un proceso de desintoxicación física. No es en modo absoluto peligroso, pero conviene prevenir a la receptora si se trata de una persona no iniciada en el Reiki. Tampoco se presenta al término de todas las sesiones, sino solo una de cada seis veces en las personas noveles. También pueden registrarse algunas reacciones emocionales durante un período de varios días o incluso una semana. Le aconsejarás que deje correr las imágenes, que las contemple y las admita sin tratar de oponerse. La mayoría de las personas se sienten estupendamente después de la sesión Reiki, y cada vez mejor conforme van pasando los días; casi todos los cambios positivos que induce la sesión son permanentes, aunque por supuesto las dificultades muy arraigadas difícilmente se resolverán en una sola sesión. Después de ésta la sanadora también suele hallarse en un estado de ánimo muy positivo.

Existe una manipulación de masaje sacro-craneal que puede combinarse con la tercera postura de Reiki para la cabeza, mientras la receptora se halla en decúbito supino o prono. Actúa sobre los llamados Puntos del Sosiego y su efecto consiste en alinear energéticamente toda la raquis, de arriba abajo. La manipulación, sin embargo, no afecta directamente a la columna vertebral en ningún sentido, de manera que no se incurre en riesgos; o mejor dicho, no puede pasar nada aunque se realice incorrectamente. Pero si se hace bien, puede aliviar al instante una jaqueca, suprimir una cefalalgia, aliviar tortícolis y dolores lumbares, y relajar la mandíbula, con eficacia tal que muchas veces equivale a un completo tratamiento quiropráctico.

En cierta ocasión tuve oportunidad de aplicar este masaje a una mujer que acababa de sufrir un accidente de automóvil y se había golpeado la cabeza contra el parabrisas. Estaba viendo las estrellas, literalmente, y fuertemente aturdida. Practiqué el masaje y se normalizó al momento; además no hubo secuelas. También lo he aplicado para combatir jaquecas, con resultados maravillosos por lo general, y resulta excelente para eliminar tensiones emocionales. Puede practicarse sin peligro incluso con personas que padecen afecciones crónicas de espalda. Existen varias localizaciones de los Puntos del Sosiego en diferentes partes del cuerpo; las que voy a describir se les enseñan a la mayoría de los quiroterapeutas, aunque éstos no suelen practicar el procedimiento, sin duda porque desconocen su eficacia real.

Para empezar busca en tu propia persona dos puntos de acupuntura (10 del meridiano de la vejiga) localizados en la parte posterior y superior de la nuca, a ambos lados de la columna vertebral, en donde la base del cráneo descansa sobre las cervicales. Estos puntos se encuentran en dos pequeñas depresiones de la musculatura de la nuca, debajo de la piel. Cuando los hayas encontrado notarás una sensación peculiar, que yo misma he descrito a veces como si te pincharan con una chincheta en el cerebro, aunque no suele ser dolorosa, excepto en caso de falta de alineación de la nuca o presencia de fuertes tensiones musculares en ese lugar. Por lo general notarás solamente una impresión extraña; localizado uno de los puntos, busca el otro en el lugar simétrico de la nuca. Una vez hayas aprendido a buscarlos en tu persona lo intentarás con otras, lo cual acaba por resultar relativamente fácil con la práctica.

El momento idóneo para utilizar esta técnica es durante la sesión y mientras tienes las manos colocadas bajo la cabeza de la receptora, ésta descansando sobre tus palmas.

Busca primero los dos puntos con los índices de ambas manos, uno a cada lado de la nuca. Tu paciente dirá cuándo has dado con ellos si le pides su colaboración. Hay que incidir con exactitud sobre ellos, o de lo contrario no sucederá nada. Existen numerosos pares de estos puntos en la línea de unión entre el cráneo y el cuello; por lo general, cualquiera de ellos servirá, aunque los puntos «meridiano de la vejiga 10» son los más próximos a la columna vertebral sin llegar a incidir sobre ésta directamente.

Una vez localizados los puntos, mantén los dedos sobre ellos y aplica una ligera presión.

La receptora notará tus dedos aplicados sobre estos puntos de extraña sensibilidad.

Observa luego su respiración; al presionar sobre el punto 10 del meridiano de la vejiga se equilibra el pulso del líquido raquídeo, que es de unas diecisiete pulsaciones por minuto normalmente. En el momento en que se produce este equilibrio, los latidos del corazón, los pulsos sanguíneos y la respiración se sincronizan durante un rato. Lo notarás sobre todo por la respiración de la persona. Al principio respira con normalidad, subiendo y bajando rítmicamente la caja torácica.

Cuando se alcanza la sincronización del Punto de Sosiego -lo cual puede tardar un momento, o varios minutos- al principio tal vez escucharemos un profundo suspiro, después de lo cual decae la frecuencia respiratoria y el tórax, en vez de subir y bajar, queda casi inmóvil. En ese instante aumentamos un poco la presión de los dedos y tiramos hacia nosotros (como un centímetro o centímetro y medio). Notarás quizás un ligero desplazamiento del cuello. Se trata de realizar una tracción muy ligera pero sin aplicar fuerza alguna, tras lo cual mantenemos invariable la postura.

Transcurrido un minuto o tal vez dos, el o la terapeuta empieza a notar una ligera pulsación en la yema de cada uno de los dedos que mantienen la presión sobre un punto, en ocasiones adelantándose el uno al otro, hasta que se aprecia en ambos. Tan pronto como esto suceda retiramos la presión sobre los puntos y sacamos las manos de debajo de la cabeza. El Punto de Sosiego se ha activado; podemos continuar con la sesión Reiki. Al equilibrarse la energía y el pulso espinal se corregirá la alineación de las vértebras e incluso es posible que se ajuste físicamente algún hueso. Pero esto no lo determina la persona sanadora, puesto que no ha intervenido para nada sobre la raquis, sino que es un hecho de la energía Reiki y del Punto de Sosiego.

Al término de la sesión la paciente que ha experimentado el Punto de Sosiego quizá se hallará todavía más desorientada y confusa que después de una sesión Reiki normal. Tal estado dura como media hora y es agradable, pero será mejor no permitir que desarrolle ninguna actividad, como conducir un coche, por ejemplo, hasta que se le haya pasado.

Muchas personas no consiguen activar sus propios Puntos de Sosiego, aunque no es imposible. A veces da resultado el truco siguiente: introduce dos pelotas de tenis en un calcetín y anúdalo para mantenerlas juntas. Échate en una superficie plana y dura, como el suelo, y colócate las dos pelotas de tenis debajo de la parte superior de la nuca, apoyando la cabeza sobre ellas para poder aplicar la tracción en el momento conveniente. Muchas veces se obtiene así la presión exacta para excitar los Puntos del Sosiego a solas. En esta manipulación pueden cometerse dos errores. Si los dedos no se apoyan con exactitud en los puntos de presión, la sincronización no se producirá y no habrá pasado nada. Por otra parte, si aplicamos la tracción antes de que se haya instaurado el sincronismo, tampoco se obtendrá la alineación de la raquis. En caso de que se nos haya pasado por alto la sincronización, es decir, si hemos perdido el momento oportuno para realizar la tracción, aguardaremos algunos minutos sin quitar los dedos de los puntos de presión, pues volverá a presentarse. Si la persona no sincroniza mientras nos parece que transcurre una eternidad de tiempo, le pediremos que respire muy hondo una sola vez; es posible que esto la lleve al punto en que podamos aplicar la tracción. De todas maneras, aunque la tentativa de activar los Puntos de Sosiego haya salido mal, no hay razón para preocuparse porque de todas maneras no podemos hacer ningún daño.

Este procedimiento es de grandísima utilidad para muchas personas, en particular para quienes padecen jaquecas o dolores de espalda, por cuyo motivo yo lo enseño habitualmente con el Reiki I. Aunque no sea propiamente una técnica de Reiki, desde luego forma parte de las técnicas de curación, y es importante; además encaja muy oportunamente con la tercera postura de manos para la cabeza, por lo cual opino que tiene su lugar en un libro que trata del método Reiki. Una de las asistentes a mis cursillos me escribió:

> La cura de los Puntos de Sosiego con que me quitaste mi TMJ (síndrome de luxación maxilar) ha sido verdaderamente milagrosa para mí. Nunca más se me ha desencajado la mandíbula, ni oigo el menor crujido cuando abro y cierro la boca.
>
> Muchísimas gracias!

La operación es sencilla pero su dominio precisa de cierta práctica. Decididamente, el esfuerzo vale la pena.

3. El segundo grado

Muchas personas acuden a mí para solicitarme el Reiki III sin haber entendido el segundo grado que precede a aquél. Alguien les ha enseñado los símbolos del Reiki II, les ha dicho que debían memorizarlos y les ha pasado los alineamientos, pero no recibieron ninguna otra enseñanza. Una mujer me contó que sus clases Reiki II habían durado media hora, y puedo corroborarlo porque mi propia formación Reiki II fue algo por el estilo.

Los símbolos Reiki

Los discípulos del sistema tradicional pasan muchos días aprendiendo a dibujar los tres símbolos, pero no se hace gran cosa para que comprendan lo que son esos símbolos ni para qué sirven. Quienes vienen a consultarme acerca del Reiki III suelen haber olvidado ya cómo se escriben e incluso los nombres de ellos, lo cual me obliga a enseñarles de nuevo el Reiki II antes de poder pasar al grado superior.

Tradicionalmente, a los Reiki II no se les permite llevarse copias de los símbolos; deben estudiarlos en clase, deben prometer que no sacarán copias para llevárselas a casa, y todas las semanas, al final de las clases, se celebra una ceremonia ritual de quema de las hojas que les han servido para practicar. Una vez en casa, invariablemente los olvidan.

La memoria humana dista de ser perfecta e incluso las personas que utilizan los símbolos con regularidad acaban por deformarlos. Yo he visto por lo menos cuatro versiones distintas del Hon-Sha-Ze-Sho-Nen, el más complejo de los símbolos Reiki II. Si alguna vez has practicado el juego del teléfono, consistente en un círculo de personas que se pasan un «secreto» en voz baja, ya sabrás que cuando el mensaje ha dado toda la vuelta suele decir otra cosa bastante diferente de lo que decía al principio. Si nos empeñamos en confiarlos a la falible memoria humana, andando el tiempo arriesgamos la pérdida total de esos símbolos.

Por estas razones, entre otras, he tomado la polémica decisión de dar los símbolos Reiki a la imprenta y explicarlos completamente en este libro. Si no se hacía pronto, incurriríamos en el peligro de que desaparecieran para siempre o quedaran irremediablemente desfigurados. Aunque tampoco la información recogida en un libro queda «esculpida en la piedra», al menos se facilita el acceso de un mayor número de personas a aquélla y la difusión por escrito implica una cierta normalización. Me ha parecido, por otra parte, que muchos o la mayoría de los Reiki II apenas han recibido la mitad de las enseñanzas que necesitarían para saber cómo usar estos símbolos. En realidad, parte de la información ha desaparecido ya.

Mediante una canalización de Suzanne Wagner he podido saber que hubo en otros tiempos trescientos símbolos Reiki, de los cuales veintidós se usaban con asiduidad. De ellos quedan en total cinco en Reiki II y III, si bien estos cinco símbolos componen un sistema bellamente unificado. Se dice que los demás se conservan todavía en el Tíbet, en las bibliotecas de algunas remotas lamaserías. Hoy por hoy, como sabemos, el Tíbet está en poder de China comunista, y se halla en marcha un programa de sistemática persecución contra su espiritualidad y sus tradiciones. Lo poco que sabemos es lo que llevan de contrabando algunos monjes que consiguen huir a la India, pero muchos de los monasterios y de los antiguos textos han quedado destruidos para siempre. El dar a la imprenta la poca o la mucha información disponible es una manera de conservarla para la posteridad.

En su libro *The Tantric Mysticism of Tibet*, John Blofeld ha descrito las ideas actuales de los tibetanos en cuanto a estos misterios:

> Durante más de mil años, estas técnicas . . . se transmitieron de maestro a discípulo y se evitaba cuidadosamente su revelación a los extranjeros. Pero en época reciente, la tragedia cayó sobre el Tíbet y sus gentes se vieron obligadas a huir por millares atravesando las fronteras. Desde entonces los lamas han comprendido que, o bien recuperan su territorio nacional antes de que transcurra una generación, o tal vez sus sagrados conocimientos decaerán y desaparecerán; de ahí su interés actual por enseñar a cuantos sinceramente manifiestan el deseo de aprender. En este sentido, y solo en este, la tragedia del Tíbet quizás haya beneficiado a toda la humanidad.

Reiki es uno de esos misterios amenazados, y no solo por la ocupación china del Tíbet. La técnica también corre el peligro de diluirse en el marasmo de las enseñanzas occidentales.

El argumento de la escuela Tradicional para mantener en secreto incluso los nombres de esos símbolos es que son sagrados. Lo son en efecto, lo que pasa es que hoy día sagrado y secreto han dejado de ser sinónimos. Para que las gentes aprendan lo sagrado es menester ponerlo a su disposición. Hoy ya no podemos permitirnos el lujo de largos años de iniciación privada bajo la dirección de un gran erudito o maestro/gurú. En el mundo van quedando pocos lugares donde puedan formarse los maestros de ese género, y pocas personas en condiciones de dedicar toda la vida, exclusivamente, a seguir la senda de lo sagrado. La tradición de la enseñanza oral ha dejado de existir.

En estos tiempos casi todos somos unos solitarios. Aprendemos de los medios de comunicación de masas, o de los libros, y ahí es, lógicamente, donde hay que poner a disposición la información necesaria. El planeta y sus habitantes se hallan en un estado de extrema crisis moral y física. Para cambiar esta situación, o mejor dicho para sobrevivir, se necesita la espiritualidad y una clave de lo sagrado. ¿Adónde irán a buscar tales cosas las gentes, sino en lo que puedan encontrar en su propia cultura?

Mis métodos de enseñanza son los modernos; se trata de sistematizar un sistema energético para que funcione de manera óptima. Pongo fin al secreto poniendo lo sagrado a disposición de quienes lo necesitan y desean tenerlo. Desde ese punto de vista, este libro y la información que contiene es un acto radical.

No faltará quien hallándose en desacuerdo con mis procedimientos trate de desacreditarme diciendo que mis métodos no son Reiki, aunque lo sean y bien genuinos por cierto. Solo les pido que entiendan mis razones para hacerlo; la necesidad es evidente para cualquiera que medite sobre el asunto con el corazón en la mano.

Reiki, más allá de una guía espiritual

He recibido formación tanto en los métodos tradicionales como en los modernos, por lo cual explicaré en qué difiero de las enseñanzas tradicionales cada vez que se presente la oportunidad. Si me aparto de la escuela Tradicional es porque he hallado otros métodos más potentes y más sencillos. Algunas de las modificaciones provienen también de otras fuentes de información más profundas: la comprensión de por qué se hacía algo de una determinada manera, o de cómo debió hacerse al principio, derivada del estudio o de la orientación espiritual. Muchas veces, mientras enseñaba o mientras escribo estas líneas, he recibido de mis guías el mensaje de «hazlo así». Nunca se me ha demostrado que ninguna de esas informaciones fuese equivocada; vivimos en un mundo que cambia y Reiki cambia también.

Otro motivo que suele aducirse para mantener en secreto los símbolos Reiki y las enseñanzas de Reiki II y III es que podrían servir para hacer daño si cayeran en malas manos.

Según mi guía y experiencia, así como también según me indican otras personas, parece bastante claro que es imposible desviar estos materiales hacia usos perniciosos. Como digo al principio de este libro y siempre hacía constar Mikao Usui, esta información no se activa por sí misma. Los alineamientos Reiki de cada grado son indispensables para realizar la virtualidad de los métodos de curación y los datos correspondientes; y dichos alineamientos solo puede pasarlos un instructor debidamente formado y que los haya recibido de otro a su vez.

Además Reiki es un sistema cuidadosamente concebido; los guías y los líderes de este planeta que nos lo trajeron no dejaron nada al azar. Reiki se concibió a prueba de errores; si alguien pretendiera usarlo para fines que no fuesen positivos, no sucedería absolutamente nada y no podrían hacer ningún daño. Por otra parte, no olvidemos que la energía es una fuerza neutral: el fuego puede guisar nuestros alimentos o incendiar una ciudad.

La intención de la energía retorna siempre sobre el emisor. Lo que tú transmites siempre vuelve a ti, para bien o para mal. El intento de perjudicar a otra persona mediante un sistema concebido para la salud, resulte o no pasa a formar parte del karma de quien albergó tal intención. Por un razonamiento recíproco, la intención de hacer el bien mediante un sistema concebido para ayudar y sanar a otros compensa cualquier déficit de información en que tal vez hayamos incurrido. Al poner tu buena voluntad en el empleo de Reiki para el bien, Reiki te ayuda a completar lo que te falta.

La guía Reiki es un factor que empieza a manifestarse ya con el Reiki I, pero pocos lo advierten de manera consciente hasta que reciben el segundo grado. En toda curación Reiki participa un grupo de sanadores desencarnados. El practicante Reiki I probablemente ni siquiera se dará cuenta de su presencia. En el nivel Reiki II ellos mismos procuran darse a conocer, y en Reiki III ¡se hacen con todo el control de la situación! Así pues, y mientras muy pocos de mis alumnos Reiki I conocen la existencia de unos espíritus-guías, cuando una persona ha recibido la formación Reiki II durante algunos meses ya trabaja contando conscientemente con la presencia de estos guías en todas las sesiones. Para mí, éste fue el cambio más importante que introdujo Reiki II en mi trabajo como sanadora, y supone un ensanchamiento considerable de nuestra perspectiva.

El trabajar conscientemente bajo la guía espiritual hace de cada acto una alegría y una maravilla. Cuando esa guía todavía no ha penetrado en la conciencia, quizás el sanador o sanadora opera bajo la impresión de hallarse en un estado de intuición extraordinariamente lúcida. Una misma «no sabe cómo se le ocurrió», siendo «eso que se le ocurrió» una pieza de información esencial para el acto terapéutico, o también un instrumento nuevo para sesiones futuras, o para la auto terapia. En una situación terapéutica, cuando no sepas qué hacer limítate a pedir ayuda, y la solución se te aparecerá o, sencillamente, ocurrirá.

En consecuencia, se plantean situaciones más complicadas en Reiki II que en Reiki I.

Y dada tu intención positiva de actuar lo mejor que puedas, se te suministran todos los instrumentos y toda la información que vayas a necesitar. Cuando incurrimos en un error de técnica, por ejemplo, dibujar mal un símbolo Reiki, los guías Reiki lo corregirán. A veces incluso resulta posible el observar físicamente dicha intervención.

Yo no albergo el más mínimo temor en cuanto a que Reiki pudiera ser degradado o utilizado para hacer el mal, ni por error, ni por mala intención. Los guías sencillamente no lo permitirían. En muchas sesiones he interrogado a los guías Reiki sobre si convenía poner todas estas informaciones en un libro, y siempre he recibido su total anuencia, así como toda la ayuda necesaria para localizar materiales precisos. De esta manera supe que algunos de los símbolos sí habían aparecido en forma impresa, y que además eran conocidos y utilizados por los estudiosos del budismo (como veremos al tratar del Reiki III).

En tiempos remotos Reiki pertenecía a todo el mundo, y los guías Reiki desean que así vuelva a ser; el mismo hecho de que estés leyendo estas líneas indica que ellos desean que tú poseas esa información.

El segundo grado de Reiki, tal como yo lo enseño, consiste en la información sobre tres de estos símbolos y sus usos, el karma terapéutico, la curación a distancia, los usos de los símbolos en situaciones no terapéuticas y el contacto con los guías espirituales. Asimismo incluyo en Reiki II los ejercicios y las técnicas kundalinimara que intervienen en mi método no tradicional para pasar los alineamientos, y que vienen a constituir una especie de puente entre Reiki II y III. Aparte esta información, el grado en sí se completa con un alineamiento. En mis clases de Reiki II los símbolos se distribuyen con la documentación que se facilita y que puede llevarse a casa el alumno o alumna.

Los símbolos son la esencia y la fórmula de Reiki, las claves para la utilización y la transmisión de ese sistema terapéutico. Todas las cosas profundas y de afirmación vital son sencillas, y Reiki es un método de sencillez suma, constituido fundamentalmente por los símbolos. Éstos son la fórmula que Mikao Usui halló en los Sutras. Tres de ellos se enseñan en Reiki II y dos más en el tercer grado. No es difícil acceder a ellos a través del budismo, que no los considera secretos ni información reservada. Al final de este libro se hallará una discusión completa de los símbolos así como de la Senda de la Iluminación.

En Reiki II empezamos a utilizar estas claves profundas de la energía; la sencillez se preserva dejando las informaciones adicionales para más adelante, es decir, para una fase más avanzada de la instrucción.

Ocurre con frecuencia que después de pasar los alineamientos Reiki I, una o más de las personas que asisten a mis clases dicen: «He visto una escritura extraña». Cuando les pido que me dibujen lo que han visto, por lo general trazan uno o más de los símbolos.

Y pese a la complejidad de algunas de estas figuras, no es raro el caso de que una alumna o alumno acierte a dibujarlos todos, y además correctamente. El alineamiento Reiki I sitúa estos símbolos en el aura, es decir que entran a formar parte de toda sanadora Reiki; con frecuencia el alumno que acierta a dibujarlos antes de haberlos visto escritos en parte alguna me comunica su sensación de haber recordado una forma familiar; otros discípulos, cuando los ven escritos por primera vez durante la instrucción para el Reiki II, también creen recordar que han visto antes uno o varios de ellos, y algunos incluso han empezado a utilizarlos. Antes de verlos físicamente en Reiki II, estas personas canalizaban ya los símbolos con la energía Reiki transmitida a través de sus manos.

Una vez obtenidos visualmente pasan a formar parte de las sesiones de curación directa o de auto terapia, además de servir como base para la curación a distancia. Curación directa es la situación que te permite imponer las manos sobre la persona receptora o sobre tu propio cuerpo; en la curación Reiki a distancia no es necesario que la persona o el animal estén físicamente presentes. Para incluir los símbolos en una sesión Reiki directa basta con visualizarlos (es decir, imaginar que están ahí). Tenlos presentes en tu mente, y con eso se activarán. También puedes trazarlos con ademanes en el aire antes de comenzar una sesión o una postura, o dibujarlos imaginariamente sobre el cuerpo de la receptora, o dibujarlos con la punta de la lengua en el paladar.

Cho-Ku-Rei

El primero de los símbolos es el Cho-Ku-Rei, cuya utilidad consiste en aumentar la potencia. En Reiki se le da el sobrenombre de «el interruptor». En otro lugar he comparado la energía Reiki con la electricidad. Cuando impones las manos para curar, es como si accionaras un interruptor; pues bien, si se hace con la adición de Cho-Ku-Rei es como si hubiéramos reemplazado nuestra bombilla de cincuenta vatios por otra de cien vatios. Y continuando con el símil, el paso a Reiki II equivale a cambiar nuestra red doméstica de 110 voltios por una instalación de fuerza a 220 voltios; y Reiki III es como una línea de corriente continúa de alta tensión.

Al visualizar el símbolo Cho-Ku-Rei se multiplica tu capacidad para acceder a la energíg Reiki. Probablemente acabarás usándolo en todas las sesiones. Cho-Ku-Rei concentra la energía enfocándola en un punto e invocando todos los recursos de la Divinidad Universal. El trazo recto y la espiral de este símbolo representan el Laberinto, un espacio iniciático sito en el antiguo templo que tenia la Diosa en el palacio cretense de Knossos.

En la arqueología de este planeta, las espirales representan siempre la energía de la Diosa. En la figura explicativa las flechas de trazo fino indican el sentido en que se mueve el pincel para dibujar el símbolo. Los símbolos hay que memorizarlos y debes ser capaz de dibujarlos con exactitud. A mí me enseñaron el Cho-Ku-Rei con la espiral trazada en el sentido de las agujas del reloj, es decir de izquierda a derecha, mientras que el Cho-Ku-Rei Tradicional se dibuja a izquierdas, es decir en sentido contrario al de las agujas del reloj.

Yo lo he probado de las dos maneras, y lo mismo muchos de mis alumnos y alumnas; todos convienen conmigo en que el trazo en el sentido de las agujas del reloj multiplica la energía, de acuerdo con las atribuciones del símbolo, y que ello no sucede con el dibujado en sentido contrario.

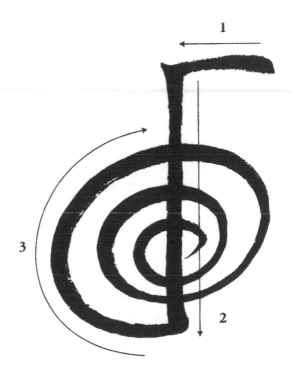

Cho-Ku-Rei
Aumento de potencia - El«interruptor de la corriente»
(en el sentido de las agujas del reloj)

En toda obra metafísica o energética incluyendo las de wicca, la rotación en el sentido del reloj es, para el hemisferio Norte, la del progreso y la prosperidad, mientras que el movimiento antihorario es el de la merma y la dispersión; en el hemisferio Meridional rigen los valores contrarios. Pero el factor determinante sigue siendo, como siempre, la intención. Inténtalo de las dos maneras y decide cuál es la que más te conviene. Una vez hayas averiguado cuál es el trazado que te permite obtener la multiplicación de potencia, adóptalo y úsalo con regularidad, ya que tal es la finalidad del símbolo.

Solo en una ocasión me vi conducida a utilizar el símbolo trazado en sentido contrario al de las agujas del reloj. Estaba yo tratando a una mujer que padecía un tumor abdominal.

Tras visualizar el Cho-Ku-Rei dibujado en sentido horario como de costumbre, y en el momento de ir a posicionar las manos sobre el tumor, me sentí dirigida a intentarlo de la otra manera. Como el trazado de derecha a izquierda significa dispersión, la idea no era tan absurda. Pocas veces, y siempre en situaciones de tipo parecido, he utilizado luego el símbolo trazado «al revés». En cualquier caso, lo que cuenta por encima de todo es la intención; si te has propuesto multiplicar, el símbolo te dará la multiplicación cualquiera que sea el sentido en que se dibuje. Para la manifestación se utiliza un doble Cho-Ku-Rei, el uno dibujado a derechas y el otro a izquierdas; sobre esto volveremos en el capítulo siguiente.

Sei-He-ki

El segundo símbolo es el Sei-He-ki, reservado por la escuela Tradicional a la curación de la emotividad. A mí se me enseñó a utilizarlo concretamente cuando durante la sesión terapéutica se plantease alguna sensación de contrariedad, enfado o trastorno emocional, pero en ningún otro caso; y me lo definieron como «Reunión de Dios con el hombre», lo cual ofendía un poco mi feminismo: ¿Por qué no decían «reunión de Dios con la mujer» o «reunión de la Divinidad con lo humano»? Otra definición también válida podría ser: «Todo lo que está arriba, también está abajo». El símbolo introduce la divinidad en las pautas de la energía humana y alinea los chakras superiores.

Me parece interesante una observación, y es que he visto muchas menos variantes y versiones del Sei-He-Ki que de los demás símbolos; existe solo una variante caligráfica que lo alarga un poco. Pues bien, aunque haya menos divergencia en el símbolo, las opiniones discrepan en cuanto a su aplicación. Tradicionalmente se enseña que sirve para las curaciones a nivel mental y para sanear la emotividad. Sin embargo, a mí me parece que esto es un error. El cuerpo mental tiene su propio símbolo que lo rige, el Hon-Sha-Ze-Sho-Nen. Más adelante volveremos sobre la discusión de los símbolos y aduciré algunas pruebas que dilucidan esta cuestión.

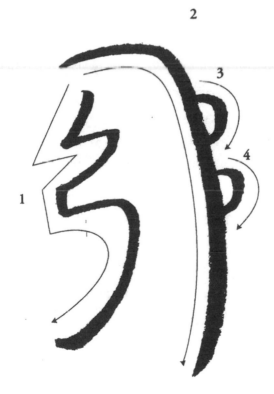

Sei-Hei-ki
Saneamiento de la emotividad, purificación, protección, depuración

Cuanto más practico la actividad terapéutica más me persuado de que prácticamente todos los mal-estares del plano físico tienen una coordenada emocional. Poco importa que la causa del mal-estar sea un estado emocional presente o un trauma del pasado, como plantean Louise Hay y Alice Steadman, o que el mal-estar mismo haya acarreado ese estado emocional y mental anómalo; la cuestión es que las emociones dolorosas y el malestar van juntos, y que curar el mal-estar equivale a curar también las emociones que lo acompañan. La vida humana está llena de tribulaciones o traumas grandes y pequeños; además a muchos se nos ha educado en la creencia de que no es correcto, o de buena educación, el hacer demostración de los propios sentimientos. Así que cuando nos duele algo, en vez de limitarnos a sentirlo y manifestarlo, las emociones quedan prisioneras; y cuando un dolor queda dentro y no se le concede otra vía de desahogo, acaba por manifestarse a través de una enfermedad física.

La energía Reiki acude allí donde hace falta sanar, en todos los planos de los cuerpos físico, emocional, mental y espiritual. Cuando utilizamos el Sei-He-Ki nos dirigimos más específicamente al aspecto emocional, y muchas veces resulta que éste era la clave de la curación. Se ha sacado a la superficie una emoción penosa o un trauma que hasta entonces habían permanecido retenidos en el interior. La persona receptora vuelve a conectar un instante con ese dolor, lo suficiente para procesarlo y desprenderse de él. Con el desahogo de las emociones a menudo desaparece el mal-estar físico. La ira, la frustración, el miedo, la pena y la soledad son causas más corrientes de los mal-estares humanos que ninguna bacteria, ningún virus o ningún desgaste orgánico. Teniendo esto presente, prefiero utilizar el Sei-He-Ki en casi todas mis sesiones.

Los animales, al igual que los humanos, manifiestan el mal-estar como medio para dar curso a las emociones que de otro modo no logran desahogar, pues no hay que olvidar que sienten y experimentan las mismas emociones que los humanos, aunque su entendimiento y su capacidad para asumir el dominio de la propia existencia no alcancen los niveles de aquéllos. En particular los animales de compañía revelan síntomas de frustración o miedo, y sobre todos los perros y los gatos que comparten lazos de cariño muy intensos con sus amos son propensos a participar de los mal-estares y los estados emocionales de la persona, sacrificándose a sí mismos en ese proceso. Muchas veces los animales de compañía asumen la tarea de purificar las energías patógenas que están afectando a la familia y a la casa en donde viven; en una situación de crisis familiar, por ejemplo, el animal la hace suya y puede ocurrir que carezca del vigor necesario para transformar esa energía.

El Sei-He-Ki es tan eficaz para aliviar las afecciones emocionales de los animales como las de los humanos y mediante su intervención se consigue curar el mal-estar. Pero Sei-He-Ki tiene otras aplicaciones tanto en la situación terapéutica como fuera de ella. Cabe la posibilidad de invocarlo a fines de protección y purificación, para evacuar energías negativas y deshacer impedimentos espirituales, o para guardar una habitación evitando la irrupción de emociones, afecciones o entidades negativas. Sin embargo, a mí no se me enseñaron estos usos, ni creo que haya muchas personas que sepan gran cosa acerca de ellos; éste es otro campo de informaciones que tal vez esté a punto de perderse definitivamente. En esta introducción sobre los símbolos me limitaré a su utilidad fundamental para sanar por imposición de las manos de acuerdo con los procedimientos explicados al tratar de Reiki I. En este contexto utilizo yo el Sei-He-Ki durante muchas de mis sesiones terapéuticas, como ayuda para facilitar el desahoga de las fuentes emocionales del mal-estar.

El Sei-He-Ki adquiere suma importancia cuando la persona receptora de una sesión terapéutica inicia un desahogo emocional. Si vemos que intenta liberar emociones pero no consigue hablar, ni llorar, este símbolo puede ayudarla. Aplica el Sei-He-Ki visualizándolo, pronunciando su nombre mentalmente, dibujándolo con la punta de la lengua en el paladar o trazando el símbolo con la mano sobre el cuerpo de la receptora. También cabe la posibilidad de trazarlo sobre el chakra Corona de esa persona antes de iniciar las imposiciones, si nos consta que los conflictos emocionales figuran entre los motores primarios de la situación.

Al invocar el Sei-He-Ki enfocamos la energía Reiki sobre el cuerpo emocional e intensificamos sus efectos. Su presencia es una ayuda para la receptora, que le sirve para encarar las emociones específicamente correspondientes a su necesidad de curación y desahogadas de la manera más rápida y fácil posible. Lo usaremos una vez al comienzo de la sesión y/o todas las veces que se evidencie necesario. Si tu intuición no te representa en absoluto el Sei-He-ki puedes suponer que no se necesita para la curación.

Seguramente fue A. J. Mackenzie Clay, en su libro *The Challenge to Teach Reiki* (New Dimensions, 1992) el primero que dio a la imprenta el símbolo Sei-He-Ki. La versión publicada por él es conforme a la representación visual que se me enseñó a mí. Clay lo describe diciendo que «activa la Fuente interior» y lo define como despertador y purificado de la kundalini, además de aludir a su capacidad para reconfigurar las pautas cerebrales y sanar la conexión cuerpo-mente a través del subconsciente. En otro libro posterior, *One Step Forward for Reiki,* Clay reproduce el símbolo duplicado: son dos Sei-He-Ki enfrentados y dibujados de arriba abajo, aduciendo que utilizado de esta manera el símbolo realiza la integración de los hemisferios cerebrales derecho e izquierdo

Hon-Sha-Ze-Sho-Nen

En *The Challenge* to *Teach Reiki,* A. J . Mackenzie Clay publicó también una variante del Hon-Sha-Ze-Sho-Nen. Éste es el símbolo que presenta más variantes y versiones, probablemente debido a su complejidad, que dificulta su memorización y reproducción.

Al igual que los demás símbolos visuales, es un ideograma del japonés y trata de transmitir una imagen. Hon-Sha-Ze-Sho-Nen es de estructura piramidal y viene a representar el cuerpo humano; en Occidente recibe el sobrenombre de «La Pagoda», aunque seguramente sería más correcto llamarlo «Stupa», una figura más antigua que representa, según las ideas del budismo tántrico, los chakras o los cinco elementos en figura estatuaria o arquitectónica. Me ha comunicado que el símbolo describe una frase que traducida significa: «Ni pasado, ni presente, ni futuro».

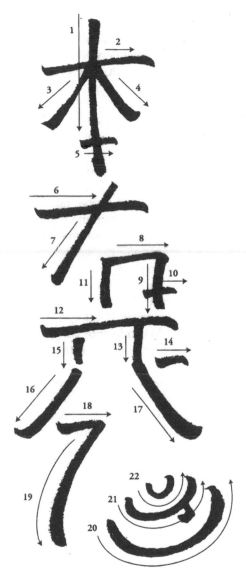

Hon-Sha-Ze-Shon-Nen
Curación a distancia, Registros Akáshicos

A muchos terapeutas se les ha enseñado únicamente que es el símbolo para la curación a distancia. Lo cual es verdad, pero representa solo el principio en relación con los múltiples usos de esta muy poderosa figura. El Hon-Sha-Ze-Sho-Nen es la energía que transmite la curación Reiki a través de las distancias de espacio y tiempo. Siempre se emplea en las curaciones a distancia o de personas ausentes, y también en las sesiones de imposición de manos y en la auto terapia. Alcanza la máxima intensidad en el modo de curación directa.

En cuanto a su alcance e intención es la más potente y compleja de las claves energéticas Reiki II, e incluso más, posiblemente, que ninguno de los símbolos Reiki III.

El Hon-Sha-Ze-Sho-Nen también es una vía de acceso a los Archivos Akáshicos o improntas vitales de cada alma; en consecuencia, su aplicación principal, entre otras, consiste en sanar el karma. Estos Archivos Akáshicos describen la deuda kármica, las obligaciones, los compromisos y los objetivos vitales de cada una de las muchas reencarnaciones de cada alma, incluido el tránsito terrestre actual. Mediante el uso del símbolo en la curación los traumas de la vida presente pueden reprogramarse, lo cual equivale literalmente a cambiar el futuro. También es posible descubrir pautas de vidas pasadas y resolverlas, o liquidar deudas kármicas. Todo esto sucede en las sesiones terapéuticas de imposición directa de manos, o mejor dicho en series de tales sesiones; pero el método también se utiliza en auto terapia.

He aquí varios ejemplos de uso de este símbolo para la liberación kármica, empezando por la existencia actual. Una mujer que se sometió a la sesión Reiki había sido víctima de un incesto cuando era niña, y recibe actualmente tratamiento con el fin de paliar hs secuelas. En la circunstancia a que me refiero estaba ya muy adelantado el trabajo y ella tenía un conocimiento completo de lo sucedido, que es un requisito indispensable para poder desprenderse del pasado. El Hon-Sha-Ze-Sho-Nen opera sobre la mente consciente, o cuerpo mental, a diferencia del Sei-He-Ki que enfoca hacia el subconsciente y, por tanto, aquél va a intervenir en la fase siguiente del proceso. Una vez liberadas las emociones, es posible que Hon-Sha-Ze-Sho-Nen ofrezca nuevas opciones y nuevas líneas de acción. Cuando administremos la terapia a alguien que no haya entendido todavía la situación por completo y quizá no haya recorrido aún las emociones que aquélla implica, prolongaremos las sesiones con el Sei-He-Ki hasta que haya alcanzado ese punto.

Durante la sesión, la mujer habla de lo sucedido y de cómo interpreta ahora las consecuencias del incesto en su vida. En este caso, el primer modo de utilizar el Hon-Sha- Ze-Sho-Nen consiste en trazarlo o visualizarlo al tiempo que le pedimos que se describa a sí misma cuando era niña. Luego, y al tiempo que continuamos con la imposición de las manos, le pedimos que se revisite a sí misma como niña para sanar ese yo infantil.

Que transmita la energía infantil a esa niña víctima y que sepa que ha dejado de estar sola. Mientras esto sucede seguimos visualizando el Hon-Sha-Ze-Sho-Nen, y probablemente convendrá añadir el Sei-He-Ki también. Es posible que la criatura quiera solicitar algo de su yo adulto; dejemos que la mujer le proporcione lo que pide. Así descrito parece fácil, pero estas curaciones muchas veces son profundamente emotivas, conmovedoras y de profundos efectos sanadores. Es posible que la receptora necesite luego varios días de descanso, para ayudarla a asimilar la sesión.

Tal vez en otra sesión la llevaremos de nuevo hacia su yo infantil, quizás a la víspera o la velada anterior al primer incesto. Le pediremos que describa ese día, y lo que la niña hizo, sintió y pensó. Que imagine cómo habría sido su vida de no haber ocurrido ese día o esa noche lo que ocurrió, de no haber entrado el ofensor en su habitación. En este punto empezaremos a usar el Hon-Sha-Ze-Sho-Nen. Si el incesto no hubiese ocurrido entonces, ¿cómo habría transcurrido la noche? Dile que te lo describa. De esta manera seguirás introduciendo a la mujer en una nueva vida. ¿Cómo habría sido la jornada siguiente, de no haber intervenido los sucesos de la noche anterior? ¿Cómo habría sido su vida seis meses más tarde, si no hubiese ocurrido el incesto? ¿Y un año más tarde? ¿Habría sido diferente su vida cinco años después? ¿O diez? ¿Y no sería ella una mujer diferente ahora, si no hubiese sido en absoluto víctima de un incesto? Gradualmente fomentaremos en la receptora la idea de imaginar su vida si no hubiese ocurrido aquel acontecimiento clave, y éste es un proceso que puede utilizarse ante toda clase de traumas de los que modifican la existencia de una manera, en principio, definitiva.

Una vez hayamos reconducido a la mujer hacia el presente, le pediremos que introduzca estos cambios en su presente y su futuro, de manera que pasen a formar parte de su vida. Lo haremos enviando al mismo tiempo grandes cantidades de Hon-Sha-Ze-Sho-Nen. En este punto es posible que se rebele y diga «¿cómo voy a fingir que esas cosas no ocurrieron, si ocurrieron en realidad?» No se trata de inducir una negación de la realidad, sino de cambiar y sanar los daños mentales que han permanecido remanentes hasta el momento actual. Por eso le contestarás a esa mujer: «Claro que ocurrió, pero tú acabas de crear otra realidad distinta. ¿En cuál de las dos realidades prefieres vivir?»

Sin duda ella preferirá escoger la imaginada/visualizada. Dile entonces que la lleve al presente y la haga suya; hecho esto pasaréis a visualizar el futuro, de nuevo repitiendo el símbolo.

Al término de esta sesión haremos que la mujer descanse un rato mucho más largo de lo habitual, ya que por ahora estará redefiniéndose todo su cuerpo mental y probablemente seguirá haciéndolo durante varios días o una semana. En ese período conviene que permanezca a solas cuanto le sea posible y rodeada de la mayor tranquilidad. Tal vez necesitará dormir más horas de lo normal, y así debería hacerlo si nota esa necesidad. También es posible que en estos momentos de recogimiento contemple una serie de imágenes del suceso incestuoso, a manera de fotogramas de una antigua película. La manera de enfrentarse a esto consiste simplemente en mirarlas y dejar que pasen, sin tratar de luchar contra ellas ni resistirse; si sobrevienen acompañadas de reacciones de la emotividad, esas emociones serán pasajeras; una vez más, se limitará a experimentarlas pasivamente y luego prescindirá de ellas.

Los efectos de esta curación equivalen a un cambio radical para toda la vida. Con la liberación de las antiguas emociones (cuerpo emocional,

Sei-He-Ki)- creación de las imágenes (cuerpo mental, Hon-Sha-Ze-Sho-Nen), esa mujer podrá progresar en su vida, habiendo borrado de sus Archivos Akáshicos la experiencia del incesto y resuelto su karma.

Aunque nada pueda cambiar el hecho de que el incesto sucedió, la curación ha cambiado las pautas mentales y por consiguiente ha reparado el daño. El proceso típico de recuperación de las consecuencias de un incesto suele ser un proceso muy lento y difícil; este tipo de curación puede restarle muchos años. Y lo que quizá sea todavía más importante, evita que ese trauma se convierta en una pauta kármica y por tanto vuelva a repetirse en otros tránsitos vitales.

A veces son pautas remanentes de vidas anteriores las que necesitan ser liberadas y despejadas. Una mujer me contaba que padecía una severa depresión crónica, o mejor dicho manifestó que había vivido siempre deprimida y sin saber el motivo de ello. Consultó a psiquiatras que le recetaron fármacos, los cuales no la aliviaron pero sí la perjudicaron con sus efectos secundarios. Por eso había decidido intentarlo por la vía de la curación holística. Durante una de las sesiones terapéuticas le pedí que se retrotrayera a la primera vez que había sentido tan gran depresión, creyendo que descubriríamos algún trauma de la vida infantil. Pero lo que ella me describió fue un hombre en la Grecia del siglo III a.C., el cual había sufrido una gran humillación y una quiebra económica, tras lo cual, desesperado, se había arrojado al mar desde unos arrecifes.

En este momento empecé a utilizar los símbolos Hon-Sha-Ze-Sho-Nen. Le pedí que retrocediera al día de la víspera del suicidio y que imaginase de qué otra manera habría saneado su situación. Dijo que se habría necesitado mucho dinero para eso, pero no tenía a nadie a quien pedírselo.

-Imagina que tu padre el millonario te daba el dinero y un gran abrazo.

Ella lo hizo, y se puso a describir cómo salía a pagar todas sus deudas y luego pasaba una velada tranquila, con la satisfacción de haber recobrado su reputación. Siempre administrándole los símbolos, le pregunté cómo imaginaba su vida un año más tarde. Acababa de ser padre de un robusto muchacho. Luego le pedí que me describiera su vida cinco años después. Había pasado a ser miembro del Consejo de su ciudad.

–¿Cómo ocurrió tu muerte en ese tránsito vital? –le pregunté–. Considérala sin emoción, como si estuvieras viendo una película.

Ella describió la muerte de un anciano en su cama, rodeado de todos sus hijos y nietos, y confortado por el aprecio de todos sus conciudadanos. Entonces le pedí que trasladase a la vida actual el remedio que había hallado en aquella existencia anterior. Tras lo cual completamos la sesión Reiki, y la mujer pasó varios días dedicada a restablecerse y asimilar la curación. Que lo fue, porque nunca más volvió a padecer depresiones. En otra sesión con la misma mujer le pedí que regresara otra vez a aquella existencia anterior y me la describiera. El panorama que me pintó fue totalmente distinto del que había descrito la primera vez: ni humillación, ni ruina financiera, ni suicidio. Le pregunté si hubo otras existencias anteriores con episodios depresivos, o quizá suicidios. En esta sesión ella me introdujo en otros cuatro tránsitos terrenales anteriores, y pasamos rápida revista a las situaciones de cada uno de ellos. Al haberse remediado la situación primaria en Grecia, fue mucho más fácil sanar las existencias ulteriores que repetían la pauta. De nuevo recorrió un proceso de integración durante una semana, durante la cual emergieron imágenes y emociones; mientras duró esta purga emocional durmió más horas de las acostumbradas y dijo sentirse «como si estuviera reordenando todas mis moléculas».

En la próxima sesión la llevé de nuevo a las vidas pasadas que habíamos visitado anteriormente, y una vez más el panorama fue bien distinto. Al preguntarle si tenía recuerdo de otras existencias anteriores marcadas por la depresión o por el suicidio, no apareció nada. Habíamos depurado la pauta kármica. Las situaciones recurren hasta que sucede algo que las borre de los Archivos Akáshicos. Para los budistas toda realidad es «una operación de la Mente» y así es como definen también el karma. Al cambiar las pautas conscientemente (en el cuerpo mental) una vez procesadas las emociones (la mujer conoció la depresión y supo que era una pauta recurrente), se liberó y resolvió el karma de la situación. La vida de esa mujer ha cambiado mucho después del proceso descrito.

Éste es uno de los principales usos del Hon-Sha-Ze-Sho-Nen durante la curación directa. En Reiki III se comunica más información sobre las bases que lo justifican y cómo se hace. Son sesiones muy intensas, típicas de lo que le espera al sanador o la sanadora Reiki II mientras prepara la obtención del grado siguiente. Pero no tendrá que enfrentarse a estas situaciones mientras no sea capaz de guiar a otra persona a través de procesos así. Recordemos que el método también puede utilizarse a solas, en modalidad de auto terapia si resulta necesaria, pero siempre es más positivo contar con la colaboración de una guía. Estas curaciones se te presentarán en su momento y cuando esto suceda, estar en disposición de enfrentarte a ellas. Pero de todas maneras, conviene recabar el máximo posible de informaciones acerca de la situación antes de comenzar. Es necesario procesar las emociones, o por lo menos identificarlas, para que ocurra luego la curación en el plano mental. La mujer que esta misma semana acaba de darse cuenta de que fue víctima de abusos sexuales en su infancia todavía no está preparada.

Al cambiar el pasado y llevar esos cambios al presente modificamos también el futuro.

Todo momento presente era futuro hasta que alcanzó el ahora e inmediatamente queda relegado al pasado. Al influir sobre un acontecimiento pasado, el presente y el futuro reaccionan también, en una especie de efecto dominó que puede aprovecharse para conseguir resultados sumamente beneficiosos. Cuando visualizamos un cambio en esta vida o en los traumas de una existencia anterior, es preciso asegurarse de que los cambios deseados pasen a formar parte efectiva del presente y del futuro. Que las nuevas soluciones creadas sean positivas y que no se visualicen sino alternativas positivas. Quien se dedique a la curación mental directa o a distancia no tardará en aprender que «todo momento es presente».

El Hon-Sha-Ze-Sho-Nen es también el mecanismo para transmitir la energía terapéutica a través del espacio en la curación a distancia, o de personas ausentes (más sobre esto en el próximo capítulo). La traducción del nombre Hon-Sha-Ze-Sho-Nen como «ni pasado, ni presente, ni futuro» nos proporciona una indicación en cuanto a sus múltiples usos. Cuando me enseñaron el Reiki II me dijeron que significaba: «Abre el libro de la vida, y ahora lee». Otra interpretación posible es la del saludo budista Namaste: «La Divinidad que hay en mí saluda a la Divinidad que hay en ti». De cualquier manera que se defina, el símbolo sana el pasado, el presente y el futuro en éste y en otros tránsitos terrenales.

Empleando el símbolo duplicado, dos imágenes la una al lado de la otra, accedemos directamente al futuro y lo sanamos. Una de las figuras aparece en la visualización casi como si estuviera detrás de la otra.

Estos son los tres símbolos del Reiki II, a falta de otros dos que se imparten con las enseñanzas del tercer grado. El Cho-Ku-Rei actúa primordialmente sobre el cuerpo físico en la curación, el Sei-He-ki sobre el cuerpo emocional o subconsciente, y el Hon-Sha-Ze-Sho-Nen dirige la energía Reiki hacia el cuerpo mental o mente consciente. En la curación directa no será infrecuente que utilicemos los tres, aunque no necesariamente tiene por qué ocurrir siempre. Usa los símbolos durante la sesión cuando algo te diga que hacen falta; si no sientes la necesidad significa que no se precisa esa intervención.

Si usas solo un símbolo, bien está, lo mismo que si usas varios; confía en tu intuición, la cual adquiere gran potencia y lucidez con la práctica del Reiki II. Si quieres también puedes trazarlos en un soporte físico y colocarlos debajo de la camilla o al lado de ella durante las sesiones.

En cualquier caso es imprescindible memorizarlos y esto lleva a veces algún tiempo. Es menester aprendérselos hasta ser capaces de dibujarlos de memoria y de conformidad con las instrucciones de los diagramas, siguiendo el orden indicado para cada trazo, y el aspecto final debe ser idéntico al representado en las ilustraciones. Una vez te hayas familiarizado con ellos y aunque todavía no los hayas memorizado a la perfección, puedes emplearlos en la sesión terapéutica por el procedimiento de transmitirlos «enteros»: recita el nombre mentalmente al tiempo que intentas visualizarlos tan completos como puedas.

Entonces la imagen surge espontáneamente y completa, con todos los trazos en su lugar, como me sucedió a mí pocas horas después de recibir mi formación y alineamiento Reiki II. Todavía necesité varias semanas más hasta que hube aprendido los símbolos de memoria y me vi capaz de dibujarlos correctamente.

A mí se me enseñó a visualizarlos de color violeta exclusivamente, pero durante las sesiones de curación hallo que los colores tienden a variar. Creo correcto cualquier color con que se manifiesten, siempre y cuando sea puro y brillante. Practica dibujándolos con la mano en el aire, para lo cual es mejor utilizar la mano entera, no trazar el símbolo con un dedo. Los chakras a través de los cuales fluye la energía se localizan principalmente en las palmas de las manos. Si recibieras el Reiki II de mí o de alguna alumna mía tendrías situados los símbolos Reiki en ambas manos; en el sistema Tradicional se te pregunta cuál es tu «mano sanadora» y se sitúan los símbolos solo en la palma de ésta.

Mientras visualizas los símbolos, o los estudias, o durante la sesión terapéutica, intenta apoyar la punta de la lengua sobre el paladar, en un punto localizado detrás de los dientes incisivos superiores. Esta postura realiza la conexión de dos canales principales de energía kundalinimara y multiplica la capacidad de emisión de los símbolos. He tenido ocasión de observar una interesante variedad de trazados para los símbolos Reiki, y sobre todo del Hon-Sha-Ze-Sho-Nen. A mis alumnas que me consultan para la obtención del Reiki III les digo que sigan utilizando cualquier versión de los símbolos que estén acostumbradas a emplear. Todas las versiones funcionan... o mejor dicho, creo que probablemente ninguno de los símbolos que conocemos es absolutamente correcto, y que los guías Reiki los modifican para conferirles su eficacia. En el empleo de los símbolos es de suma importancia la intención. Los guías Reiki desean que este sistema de curación se manifieste en el Plano Terrenal actual por todas las vías posibles. Y contribuirán a que suceda por todos los medios a su alcance. Sin embargo, lo dicho aquí no debe excusar la memorización de los símbolos con la mayor exactitud posible. Los guías no toleran la pereza; en cambio, recompensan cualquier esfuerzo emprendido con intención sincera.

Consideremos siempre con el máximo respeto los símbolos Reiki. Son representaciones sagradas de una energía ancestral y, al mismo tiempo, vehículos de ella. En la enseñanza tradicional los alumnos deben prometer que no mostrarán los símbolos a ninguna persona que no posea por lo menos el segundo grado de iniciación. En mi opinión es imposible usarlos para perjudicar a nadie, en modo alguno, y además no se activan sin los alineamientos. Lo cual no quita que deban ser usados con discreción. A veces los he mostrado a alumnos de Reiki I que los habían visto mientras recibían los alineamientos. Por mi parte, cuando era una Reiki I novel tuve algunas visiones fragmentarias y cuando pregunté lo que eran, recibí contestaciones deliberadamente equívocas. Tales mentiras me parecen poco coherentes con la ética que debe mantener el sanador y además son innecesarias. Mi proposición es que se muestren cuando sea oportuno y a quien juzguemos digno, pero sin caer en secretismos.

En el próximo capítulo profundizamos en los usos de los símbolos Reiki II y explicaré la curación a distancia o de personas ausentes, los usos no terapéuticos de los tres símbolos clave y el trabajo con los espíritus-guías. El sanador o sanadora Reiki I novel se ha convertido ya en una persona experta y preparada para abordar tareas más avanzadas.

4. Cómo abrir la kundalini

A partir de aquí mi método para la enseñanza del Reiki se aparta de lo tradicional para entrar en lo radicalmente moderno... aunque no tenga nada de moderno en realidad. Los ejercicios y las informaciones que expongo aquí no se utilizan en la enseñanza Reiki Tradicional, pero hacen posible la información no tradicional Reiki III que viene más adelante.

He sistematizado este material como parte de Reiki II, entre otras razones, porque forma como un puente entre las energías de los grados segundo y tercero, y también porque conviene practicarlo durante algún tiempo antes de abordar en serio la formación Reiki III. Esta información y estos ejercicios también son fundamentales para comprender cómo actúa Reiki, y aunque dicho tema apenas empieza a plantearse en Reiki II, desde luego constituye la parte central de las enseñanzas del tercer grado.

La transmisión de la energía

Se trata de unos materiales muy antiguos en realidad, que se retrotraen a las doctrinas sánscritas y del budismo tántrico. Antiguos lo eran ya en tiempo de Jesucristo, quien introdujo parte de ellos en el acervo del cristianismo primitivo. Durante casi dos mil años permanecieron perdidos para el Occidente; su reintroducción tiene lugar ahora que muchas de las antiguas sabidurías y civilizaciones de la Tierra están amenazadas de extinción y desaparición definitiva. Son métodos conocidos bajo diversos nombres en diferentes países orientales. Ignoro cuándo o cómo se integraron estos ejercicios para pasar a formar parte de la enseñanza

Reiki avanzada, y tampoco sé quién desarrolló el método que los utiliza para pasar los alineamientos, y que es el que yo he adoptado. Incluso es posible que formasen parte del mismo Reiki originario, puesto que a todas luces Mikao Usui poseía un amplio conocimiento de la doctrina budista y había estudiado los antiguos Sutras.

El sanador o sanadora que conoce los canales energéticos del organismo entiende cómo penetra y circula Reiki a través de éste. Procura dilatar estos canales para mejorar sus facultades terapéuticas. Luego, cuando haya aprendido a controlar los flujos de energía esa persona, la adepta Reiki se hace capaz de transmitirla a otras. En tal transmisión de energía consiste el proceso de pase de los alineamientos, y los ejercicios energéticos de este capítulo entrenarán tu cuerpo para ponerte en condiciones de hacerlo. La capacidad para contener y transmitir cantidades inusuales de Ki, y las técnicas para la aplicación de esa energía: en eso consisten los alineamientos Reiki, y así se hace un Maestro Reiki.

La naturaleza de esa energía y sus movimientos a través del organismo son la naturaleza de la vida misma. La vidente Barbara Marciniak, quien ha comunicado una serie de sus reveladoras canalizaciones en *Bringers of the Dawn* (Bear & Co., 1992), llama a esta energía o *vis* (en el sentido de «fuerza vital») con el nombre de "Luz"; es la misma que los japoneses llaman "Ki" y, ella la define como "información". Postula que el ADN humano que es el portador de la "Luz" o ki, o información, tenía originariamente doce ramales, mientras que hoy, como sabemos, es hélice de dos ramales. El decurso de la evolución humana nos ha llevado a investigar la información codificada o ki, con el propósito de volver a conectar con lo que hemos perdido. Creo que Reiki es una parte crucial de ese proceso de reconexión.

Dice Barbara Marciniak:

```
Es hora de que te muevas y hagas frente a los de-
safíos para descifrar la historia que contiene tu
cuerpo, permitiendo que los filamentos de luz codi-
ficados se reorganicen para formar nuevas hélices,
y manteniéndote en estado receptivo ante lo que
```

esta nueva información del ADN introducirá dentro de ti...

Los filamentos codificados de luz son un instrumento de luz, una parte de la luz, una expresión de la luz. Estos filamentos codificados de luz existen en forma de millones de fibras finísimas que se entretejen en el interior de tus células, y tienen contrapartida en los filamentos codificados de luz que existen fuera de tu cuerpo. Los filamentos codificados de luz contienen el Lenguaje geométrico de la Luz, el cual transmite a su vez la historia de quién eres tú... Cuando el ADN empieza a formar nuevas ramas, estas nuevas ramas viajarán a través de un sistema nervioso hacia el organismo en vías de formación, y un caudal de recuerdos invadirá tu conciencia. Debes trabajar para desarrollar ese sistema nervioso, para llevar la luz a tu cuerpo ...

Esa obra energética, la reconexión, comienza en nuestros días y sus agentes son, fundamentalmente, las personas conscientes de ki (o la Luz) y de cómo usarla. Los métodos para abrir y canalizar el ki son muy antiguos (budismo vajrayana, hinduismo, Ch'i Kung), pero se están redescubriendo ahora porque nuestra época tiene la necesidad de tal redescubrimiento.

Sanaya Roman y Duane Packer desarrollan el proceso en su colección de cintas de audio *Awakening Your Light Body*. Al abrirse los canales de la Luz o ki, y al aprender cómo funciona la fuerza vital, se abren al mismo tiempo nuevas informaciones, y esa nueva información inaugura el mayor potencial de progreso humano que se conoce desde que la Divinidad tántrica Siva llevó el Reiki a este planeta.

Somos entidades de Luz

Accedemos a esta fuerza vital ki por nuevas vías empleando métodos ancestrales, y su vehículo para la transformación de la humanidad es Reiki, uno entre los varios caminos de aquélla. Como dice el viejo adagio, «no hay nada nuevo bajo el sol»; retornamos al hogar por los viejos caminos y resulta que ésa es la vía para ser moderno. Reconectar el ADN humano y reivindicar nuestra herencia como Entidades de Luz (en el sentido de la definición de ki como información): eso es casi una metáfora del Reiki. Devolver el Reiki a cuantos habitantes del planeta deseen abrirse y usarlo es recuperar el ADN de doce ramales y el ki/Luz/información que habíamos perdido.

Algunos sistemas esotéricos antiguos -esto es, sistemas de canalización de la energía- se revelan ahora por primera vez en Occidente. Por primera vez se dejan a un lado las ancestrales normas de secreto y lenguaje elíptico y oscuro, porque urge la necesidad de sanar los humanos y el planeta entero. Retornan las enseñanzas de la antigua *wicca*, las doctrinas hindúes y budistas, el primer cristianismo de los Manuscritos del mar Muerto, los métodos de la meditación kundalini y tántrica, la escuela oriental Ch'i Kung, y quedan a disposición de quienquiera que sepa leer y entender. En efecto, y atendido que la tradición oral ha dejado de tener eficacia en el mundo moderno, más atento a los libros y a la televisión, y en una cultura que está destruyendo rápidamente sus propias raíces, la apertura descrita resulta necesaria para la supervivencia de aquellas enseñanzas. También es necesario re-espiritualizar la Tierra para que las gentes vuelvan a hallar valor y sentido en la vida. Y re-espiritualizar significa salvar el planeta, reconectar el ADN y averiguar qué somos en realidad.

En este proceso Reiki desempeña un papel vital. Este sistema terapéutico restablece la conexión de las personas con sus ki telúrico y celestial (es decir con la Tierra y con los astros), y restablece facultades humanas que habían permanecido olvidadas durante siglos. Conocer la naturaleza de estas facultades, lo que son, cómo y por qué suceden, equivale a comprender la fuerza vital. Los ancestrales métodos energéticos, reivindicados y revisados para una época y una cultura nuevas: ésas son las claves de Reiki, y Reiki es clave para su propagación universal en la Tierra. Ningún otro método de los que permiten trabajar con ki y la luz/información/energía del cuerpo humano es tan fácil y sencillo; donde otras disciplinas requieren años de estudio y de práctica, Reiki no requiere más que un alineamiento. Hace cien años quizá no era tan importante saber cómo influyen realmente en el organismo humano los alineamientos Reiki y las energías; hoy tenemos urgencias que nos obligan a saberlo. Al utilizar los canales de la energía ki y desarrollarlos, también reconectamos las líneas que faltan en nuestro ADN así como nuestro cuerpo, mente y espíritu.

Nos es preciso averiguar el cómo y el porqué, a fin de abrir vía a nuevos conocimientos. Aunque parte de la magia y la belleza del Reiki se deba a su sencillez, la información (ki/Luz) debe ponerse a disposición de quien desee comprender. De tal manera que, mientras escribo este capítulo, voy a tratar de explicar la información lo mejor que pueda, tal como yo la entiendo.

El primer concepto es la circulación de ki a través del cuerpo. Ki es la energía de la fuerza vital, llamada prana en la India y ch'i en China. En la terminología del yoga kundalini indio, prana significa «respiración» pero también se define como «un cuerpo de energía, el cual actúa como medio que vehicula la conciencia. La conciencia es la fuerza que anima toda Entidad y sin ella no es posible la vida. En la tradición yóguica se simboliza siempre el prana mediante la figura de la Diosa Madre llamada Sakti-Kundalini, la cualidad femenina de la existencia que vierte la conciencia en una forma. El estudio de los movimientos de Sakti-Kundalini en el organismo es la disciplina llamada yoga kundalini, y el uso de la respiración para regular el prana se llama yoga pranayama. Otro método para trabajar con los canales energéticos de prana/ki es el yoga tántrico o Tantra Yoga.

En los países asiáticos Sakti/Kundalini es el principio yin, representado por el ch'i telúrico. En la China y el Japón el movimiento de prana, o ki, se basa en la intención, es decir, en el concepto de que ki puede regularse y moverse en el organismo por acción de la fuerza mental. La doctrina budista postula que toda realidad se crea por la acción/intención de la Mente sobre el Vacío. El «ki» de «Reiki» es la Divinidad de la conciencia, la energía de la fuerza vital, y el vínculo que relaciona los cuerpos físico, energético y espiritual. La intención de movilizar el ki se expresa cuando el sanador o la sanadora Reiki impone las manos para obtener una curación. Se trata de conectar la energía; al pasar los alineamientos Reiki se necesita una intención más concentrada, más enfocada.

El Ki celestial y telúrico

Ki proviene de los Cielos y de la Tierra, y es la fuerza que anima toda Entidad; todos los humanos nacen provistos de ki celeste y terrestre, y además poseen un ki originario, la fuerza vital infundida en cada uno de nosotros a través de la concepción. Mientras que el organismo recibe exteriormente el ki celestial y el telúrico, el ki originario nace interiormente y se almacena en el espacio comprendido entre el ombligo y el chakra abdominal, frente a los riñones (Puerta de la Vida), en el centro del cuerpo. Es la región llamada Hara por los japoneses, Triple Calorífero en China y Centro Sacro en la India.

Tanto en los países del Extremo Oriente como en la India se describen los canales energéticos por donde ki (o prana, o ch'i) penetra y circula en el organismo. Ambos sistemas postulan la existencia de un canal primario central, flanqueado por dos canales que transportan la energía en sentidos opuestos. Estos canales siguen la línea de la columna vertebral en dirección vertical a través del cuerpo. Con sus ramificaciones constituyen el «circuito eléctrico» del cuerpo. Según las doctrinas indias los chakras arraigan en esa línea central de alta tensión (la sushumna), que tiene sus correspondencias en otras tantas líneas del doble etérico y los cuerpos de los demás planos superiores. Cada uno de éstos tiene su propio sistema chákrico vinculado: el doble etérico, el cuerpo emocional y los niveles mental y espiritual.

En China se considera que el par de canales direccionales forma el tronco principal de los meridianos de acupuntura. De estos canales principales se ramifican todas las líneas de acupuntura grandes y pequeñas, llamadas nadis en el sistema indio. Son como los canales nerviosos del cuerpo etérico, y alcanzan el plano material; otra derivación de los nadis es el sistema nervioso central del cuerpo físico, el sistema autónomo del organismo.

Los meridianos o canales del sistema nervioso terminan en los *seket-su* (palabra japonesa), los puntos reflexológicos de las manos y los pies. Esta red de canales ramificados constituye una especie de puente entre el doble etérico y el cuerpo físico, así como entre el doble etérico y los cuerpos vibracionales de órdenes superiores. Si nos la representamos en la figura de un árbol con sus ramas, tendremos el Árbol de la Vida, símbolo familiar y utilizado en muchísimas culturas.

En la India los tres canales primarios constituyen la kundalini, que se cree localizada en el doble etérico. El gran canal central que recorre verticalmente el cuerpo a lo largo de la columna vertebral desde el chakra Corona hasta el chakra Raíz se llama sushumna. Es la conexión entre las energías de la Tierra y el Universo, y contiene una carga de energía neutral. En el plano físico tenemos ahí la médula espinal y el sistema nervioso central. En el plano del doble etérico, tenemos los chakras a lo largo de la línea sushumna. Los dos canales que conducen la energía en sentidos opuestos se llaman Ida y Pingala en la India, o también, algunas veces, Sakti y Siva. Se les atribuyen trayectorias entrelazadas alrededor de la sushumna; los puntos en donde se entrecruzan están localizados entre los chakras.

Ida es de género femenino y tiene trayectoria descendente por la parte anterior del cuerpo, mientras que Pingala es masculino y asciende a lo largo de la raquis.

En China, el Japón y otros países orientales estos tres canales reciben otros nombres diferentes y varía la importancia que se les atribuye, pero en el fondo se manejan siempre los mismos conceptos. El canal central y su localización en otros niveles más allá de los dobles físicos y etérico es la línea Hara de los japoneses. El par de líneas energéticas localizadas a los lados de aquél son los llamados Vaso de la Concepción (o Vaso Funcional), y Vaso del Gobernador (o Vaso Gobernador), de hecho asimilables a los grandes canales centrales llamados Ida y Pingala en la India. El Vaso de la concepción es femenino (yin), y su carga energética es negativa. Tiene su arranque en el perineo o punto hui yin (sobre el cual volveremos más adelante) y recorre toda la parte frontal del cuerpo hasta terminar justamente debajo del labio inferior. El Vaso gobernador es masculino (yang) y transporta la carga complementaria, es decir positiva. Comienza asimismo en el perineo (físicamente, entre los genitales y el ano), recorre en sentido ascendente la parte dorsal del organismo a lo largo de laraquis, y termina encima del labio superior.

En la India se consideran los puntos energéticos situados a lo largo del canal central, los llamados chakras (situados en el doble etérico); en los países del Extremo Oriente se presta atención a una distribución de puntos de acupuntura a lo largo de las dos líneas centrales de flujo de la energía, restando importancia a los chakras, considerados allí como centros secundarios. Según mi opinión y mi interpretación, esta diferencia se debe a que prestan menos atención a los canales del doble etérico, donde se localizan los chakras, hallándose la línea Hara en un plano más profundo. Los puntos clave de la acupuntura oriental guardan correspondencia con los lugares intermedios entre los chakras donde se encuentran los vasos de la Concepción y Gobernador (Ida y Pingala) en el movimiento circulatorio de ki. Estos puntos son también los chakras «nuevos) que describo en páginas anteriores, y ellos, con el canal central (sushumna vista en el plano de Hara), constituyen la línea Hara. En ambos sistemas el movimiento de ki, o prana, se describe como una espiral que recuerda la pauta de la molécula ADN tan esencial para la vida.

La disciplina cuya finalidad consiste en movilizar el ki o prana a través de estos canales de energía se llama, en la India, apertura de la kundalini, pero tiene otros nombres y variantes en la India y el Tíbet. En los países del Extremo Oriente recibe el nombre de Ch'i Kung (o Qi Gong). Todos estos sistemas presentan algunas diferencias en cuanto a la manera de movilizar la energía. Los chinos y los japoneses interpretan que la finalidad principal es reponer la reserva de fuerza vital; en la India y el Tíbet la intención se dirige al progreso del espíritu y a trascender el cuerpo material. De tal manera que en la India se propugna que el proceso de movilización de la energía pránica consiste en su elevación, a partir del chakra Raíz, y hasta alcanzar el chakra Corona. Una vez reunidos Sakti y Siva en la Corona, se entiende que la energía será emitida desde el chakra superior, o que retornará por donde subió. Los chinos y los japoneses prestan al camino descendente no menos atención que al ascendente, con lo cual evitan los síntomas negativos que produce a veces el retorno de un volumen de energía superior al que puede soportar el organismo.

La kundalini no despierta descansa en la base de la raquis, enrollada en espiral que se compara a la figura de la serpiente. Es la kundalini sakti o conciencia del poder. Cuando despierta se eleva a lo largo de la sushumna, pasando por todos los chakras para ir a unirse por encima del chakra Corona con Siva, la conciencia pura. Esta unión se describe como felicidad jubilosa y es la trascendencia del cuerpo y la fusión de la Tierra con los Cielos. Para los seguidores de las doctrinas tántricas, esto es la unión con la Divinidad y el acceso a la unidad de toda vida. La dualidad del plano terrenal se resuelve en la felicidad de la unión y la unicidad: «Todo lo que está arriba, también está abajo».

Para la disciplina Ch'i Kung, que dirige la energía hacia un camino circular y no solo en una senda ascendente, el objetivo consiste en el aprovechamiento óptimo de la energía para lograr la salud y la longevidad, ante todo; solo en segundo término se piensa en la iluminación espiritual. Así postula que la práctica diaria del ciclo de la energía cura casi todos los mal-estares, por cuanto suprime los bloqueos de la energía y las debilidades casi en todas las regiones del organismo y lleva la energía ki a todos los órganos. Por eso Ch'i Kung actúa sobre los vasos de la Concepción y Gobernador (equivalentes a Ida y Pingala), en vez de dirigir la atención primordialmente a la sushumna central, como hacen las doctrinas indias. El camino circular determina automáticamente la toma de fundamento al término de cada sesión, en vez de provocar una fuerte marea de ki hacia los chakras superiores; de esta manera evitan «recalentar el cerebro», es decir, los problemas emocionales y las experiencias alucinatorias, al suministrar una válvula de seguridad que no se encuentra en la activación a través de la sushumna. Al movilizar la energía mediante dos canales por donde circula en sentidos opuestos, cualquier excedente de energía se deriva a tierra o se relaja, evitándose cualquier daño.

¿Qué significa todo esto, aplicado al Reiki? El método Reiki también consiste en movilizar a través del organismo el ki/ch'i/prana. La energía recorre los canales primarios –la línea Hara, los vasos de la Concepción y Gobernador- y va por las ramificaciones a energizar las manos. El alineamiento Reiki despeja y purifica los tres canales primarios así como también los chakras, orienta el flujo y lo intensifica. Al mismo tiempo despeja y purifica la energia de ambos planos, el doble etérico (sushumna) y el Hara. Después del Reiki I, cada alineamiento posterior potencia la capacidad de los canales para la acumulación y la transmisión del ki, en primer lugar para la curación, luego para pasar a su vez los alineamientos.

Es la manipulación del ki a través de los vasos de la Concepción y Gobernador lo que hace posible que el cuerpo del Maestro retenga energía eléctrica suficiente para transmitir los alineamientos Reiki. El método Reiki es una disciplina kundalini.

Con Reiki II el sanador o sanadora empieza a manipular esta energia y aumenta la capacidad de su cuerpo para canalizarla y retenerla. En la India, el Tíbet y el Japón estadisciplina era solo parte de los muchos años de entrenamiento, los cuales abarcaban todas las disciplinas tántricas. Cuando la persona iniciada en el nivel Reiki II ha practicado y se ha acostumbrado a los niveles de energía que se manejan en este segundo grado, puede considerarse que ha alcanzado un techo en cuanto a su capacidad para realizar el trabajo terapéutico mediante dicha energía; tanto si ella se da cuenta conscientemente como si no, los canales energéticos se hallan abiertos y activos, y cuando realiza la curación circula por ellos un intenso flujo de ki. Para alcanzar el Reiki III, sin embargo, es preciso que aprenda a transmitir esa energía de una manera voluntaria y permaneciendo consciente del proceso. Éste es el objetivo de los ejercicios ki que describiré a continuación: aumentar la capacidad del organismo para retener la energia y desarrollar la facultad de vivenciar el proceso en modo consciente. Más adelante, Reiki III agregará el acto de la Mente y la intención.

Ante todo es necesario aprehender conscientemente las pautas del flujo energético, es decir, lo que según la terminología Ch'i Kung se llama la Órbita Microcósmica; en el sistema Ch'i Kung ésta es la base de todo el trabajo energético, por lo cual paso a explicarla brevemente. He preferido los ejercicios de esta escuela, en lugar de los que propone la doctrina yoga kundalini, porque Ch'i Kung realiza un circuito energético cerrado que elude los problemas de la sobrecarga eléctrica, y ello ofrece la inmensa ventaja de poder practicarlo sin supervisión. En efecto permite generar con rapidez un gran volumen de energía sin riesgo ni incomodidad alguna. Las técnicas tántricas de la kundalini comprenden también muchos de estos ejercicios.

Para un trabajo más profundizado sobre la Órbita Microcósmica recomiendo el libro de Mantak Chia, *Awaken Healing Energy Through the Tao* (Aurora Press, 1983) y el de Mantak y Maneewan Chia *Awaken Healing Light of the Tao* (Healing Tao Books, 1993), de cuyas fuentes he tomado la mayor parte de mis datos sobre Ch'i Kung. La Órbita Microcósmica conecta ambos canales, el del Vaso de la Concepción y el del Vaso Gobernador, a fin de crear en el organismo un circuito energético cerrado. Esto se obtiene por medio de dos movimientos, siendo ambos indispensables para el Reiki III. El primero consiste en reunir los canales por la parte inferior (chakra Raíz) del organismo mediante la postura hui yin o llave de perineo. El segundo realiza la conexión por la parte superior, y se realiza tocando con la punta de la lengua la parte superior del paladar, junto a los incisivos. En el presente capitulo los explicaré con todo detalle.

El comienzo y la base de los ejercicios Ki para Reiki consiste en llevar a la conciencia el recorrido de la energia a través de la Órbita Microcósmica. Se practica en un estado meditativo similar al de la curación a distancia, pero dirigiendo la energía hacia lo interior. Para empezar fijarás tu atención en el ombligo o Hara.9 Cuando empiece a acumularse el calor (ki) en Hara, llévalo mediante la intención mental hacia abajo, al perineo (hui yin o chakra Raíz), detrás de los genitales, para subir luego por la raquis. Se efectúa una detención momentánea en el punto del riñón (ming men), y luego se eleva poco a poco la energía por la columna vertebral hacia la parte más alta del cráneo (glándula pineal, Corona). Es preciso seguir el flujo de la energía, sin tratar de forzarlo. Retendremos esa energía en el chakra Corona hasta diez minutos, aproximadamente, y luego lo dirigiremos hacia delante y hacia abajo (chakra frontal, pituitaria, Tercer Ojo). A continuación la energía retorna por la parte anterior del cuerpo hasta el Hara/ombligo. La retendremos en el Hara hasta notar de nuevo la acumulación de calor y luego emprendemos nuevamente la Órbita enviándolo hacia el chakra Raíz. Este ciclo se repite varias veces; con la práctica nos elevaremos hasta treinta y seis Órbitas por sesión.

Una vez hayamos dominado este ejercicio lo practicaremos incluyendo las piernas y la conexión con la Tierra. Desde el ombligo dirigimos el flujo de la energía hacia hui yin (Raíz) y luego lo dividimos en dos canales, para enviar ki por la cara posterior de los muslos hacia la parte posterior de las rodillas, de donde continúa hacia abajo por los tobillos hasta las plantas de los pies. En ellas se localiza el punto llamado Fuente o Manantial Burbujeante, que es la conexión eléctrica del organismo con la energía telúrica. Cuando se haya acumulado el calor en las plantas de los pies, lo llevamos hacia los dedos y luego, por la cara anterior de ambos pies, hacia las rodillas, al tiempo que tomamos energía de la Tierra a través de las plantas. El flujo prosigue entonces en sentido ascendente por la cara interior de los muslos y de retorno hacia el hui yin, detrás de los genitales. Devolvemos el flujo a la raquis y lo dividimos de nuevo para encaminarlo hacia los brazos, división que se efectúa en un punto situado entre los omóplatos. Envía ki por las caras interiores de ambos brazos y hacia el centro de las palmas de ambas manos, que son los lugares de donde fluye el ki para la curación. Después de concentrarnos en esta sensación, seguimos el flujo hacia las puntas de los dedos medios, de donde retorna hacia arriba por la cara exterior de los brazos. Una vez llegado a los hombros regresa al circuito principal y sube por la raquis volviendo al chakra Corona. Continúa el circuito de la energía a lo largo del canal central y devuélvela al Hara.

Una vez concluido este movimiento de la energía completaremos la meditación de la Órbita Microcósmica mediante una toma de fundamento; este punto es de extrema importancia y debe realizarse al término de cada sesión lo mismo si hemos efectuado un ciclo que si han sido muchos. Una vez recogida la energía en su punto inicial y terminal, que es el Hara, llevarás un puño hacia la región umbilical, rozándola ligeramente, para realizar un movimiento en espiral, pero no más amplio que unos quince centímetros. La mujer describe treinta y seis giros en sentido contrario al de las agujas del reloj, y luego otros veinticuatro en sentido horario. En cambio el hombre efectúa treinta y seis giros en sentido horario y luego veinticuatro en el sentido opuesto. De esta manera derivamos y regulamos la energía evitando sobrecargas eléctricas y secuelas molestas. La Órbita Microcósmica, según queda descrita, es el fundamento de los dos ejercicios Ki siguientes. Éstos me fueron enseñados en 1989 como parte del Reiki II; en aquel entonces yo no sabía que estuvieran basados en la Órbita Microcósmica y fue para mí una sorpresa agradable el redescubrirlos en forma impresa mientras efectuaba mis investigaciones para escribir este libro, pues son conocidos tanto en yoga kundalini como en Ch'i Kung y revisten un papel importante entre las prácticas de ambas disciplinas. Probablemente fueron introducidos en China y demás países del Extremo Oriente desde la India y el Tíbet.

La finalidad de estos ejercicios estriba en potenciar la capacidad del organismo para recibir y canalizar el ki, puesto que se necesita una capacidad energética muy superior para pasar los alineamientos Reiki, y dichos ejercicios sirven de preparación para ello. Si no tienes previsto el recibir la instrucción Reiki III puedes omitirlos, pero confío en que la mayoría de las personas interesadas querrán alcanzar el grado Reiki III; por otra parte, estos ejercicios revisten un notable valor propio a titulo de intensificadores de la espiritualidad y aportación salutífera.

Procede aquí una última observación, antes de iniciar la práctica de los ejercicios, y es la que concierne al carácter sagrado de nuestro cuerpo.

Aunque muchas disciplinas metafísicas se proponen la finalidad de trascender el plano de lo físico, importa no olvidar que también el cuerpo es mágico y sagrado. Los budistas creen que la resolución del karma solo puede obtenerse durante una fase de encarnación, y ciertamente Reiki solo es posible a través del cuerpo. En esta época de deconstrucción de civilizaciones con el fin de dar paso a un planeta saneado, hay en la Tierra demasiadas cosas que contaminan y amenazan tanto el cuerpo como la mente y el espíritu. Muchas de éstas son inevitables, atendido que no tenemos más remedio sino respirar el aire, beber el agua y comer alimentos contaminados, puesto que no podemos disponer de otra cosa.

En otros aspectos, sin embargo, sí podemos ejercer algún control. Muchos y muchas terapeutas creen, lo mismo que yo, que una persona que fume o consuma drogas o abuse del alcohol no sirve como canal claro de la energía Reiki. Por esta razón se desaconseja el practicar curaciones o pasar los alineamientos hallándose bajo la influencia del alcohol o de otras drogas. En cualquier momento dado, tales estados invitan la presencia de entidades negativas y de ligaduras perjudiciales para la curación; y son totalmente negativas para la persona que actúa como terapeuta. Como tampoco hay que curar ni pasar alineamientos en estado de cólera, ni de enfermedad excepto las afecciones más leves. Por otra parte, si deseas dejar el tabaco, el alcohol o las drogas, el Reiki y la Órbita Microcósmica son poderosas ayudas auto-terapéuticas. Recuerda que como practicante de Reiki eres un canal sagrado de la energía vital de la Divinidad Universal.

Una ayuda terapéutica

Para comenzar entramos en estado meditativo e iniciamos la Órbita Microcósmica.

Siente o visualiza el ki como energía ígnea (raku), trasládalo del Hara (ombligo) al hui yin (perineo), y luego raquis arriba hasta el chakra Corona. Lleva de nuevo la energía por la parte anterior del cuerpo hacia abajo para devolverla al Hara. A partir de este punto las instrucciones difieren según realice la práctica una mujer o un hombre. Durante estos ejercicios no se visualizan los símbolos Reiki.

Para la mujer:

Empieza con la llave de raíz o postura hui yin, cuya discusión completa veremos al tratar del ejercicio siguiente. Para la práctica de éste, siéntate en el suelo apoyando con fuerza el talón de un pie contra la vagina y el clítoris. La presión debe ser firme y constante; también puedes obtenerla sentándote con una almohada pequeña entre las piernas, una pelota de tenis o incluso un cristal, siempre y cuando sea de tamaño suficiente. Apoya la lengua en el paladar, junto a los dientes incisivos. Esta postura es la fundamental en muchos ejercicios de yoga kundalini y Ch'i Kung, pero incluye además la Órbita Microcósmica. La utilización de una almohada deriva de una técnica zen (del budismo japonés). Es posible que la presión te cause una sensación de calor o un orgasmo.

A continuación hay que potenciar la energía de las manos frotándolas o iniciando el flujo de Reiki hasta notarlas calientes. Una vez calientes, cúbrete ambos pechos con las palmas de las manos haciendo copa y empieza a darles masaje hacia arriba y hacia fuera, hasta dieciocho veces, sin estimular los pezones. Concéntrate y nota el flujo de energía ki hacia la vagina y las glándulas pineal y pituitaria (Raíz, Corona y Tercer Ojo). El movimiento de rotación hacia arriba recibe el nombre de dispersión.

Detente con los dedos rozando ligeramente los pezones y devuelve la energía de los senos, la vagina, el chakra Corona y el Tercer Ojo hacia el chakra cordial. Esta fase de los dieciocho masajes circulares se repite de dos a cuatro veces, siempre redirigiendo el ki hacia el Corazón cada vez.

Hecho esto realizarás las rotaciones en sentido contrario, es decir hacia abajo y hacia dentro (en vez de hacia arriba y hacia fuera). Acumularás la energía en los pezones y la dirigirás hacia la raquis, en la parte de la espalda opuesta a los pechos, para dirigirla luego hacia abajo en dirección al Punto del Riñón. Estos dieciocho masajes circulares también se repiten de dos a cuatro veces. El movimiento de rotación interior recibe el nombre de inversión.

Retira las manos de los pechos y llévalas al Punto del Riñón, en la espalda, debajo de la caja torácica. Date masaje y macera ligeramente esa región entre nueve y dieciocho veces, luego detente. Estos movimientos se repiten de dos a cuatro veces, descansando un rato después de cada una. Notarás el calor en la región renal. Desplaza otra vez las manos, para masajear ahora el bajo vientre desde las ingles hasta los ovarios; extiende luego el masaje hacia el hígado y la vesícula biliar por la derecha, hasta el borde de la caja torácica, y hacia el bazo por la izquierda. Realiza movimientos de masaje exterior, y luego interior, treinta y seis veces en cada modalidad. Masajea a continuación la región vaginal, para acumular en ella la energía; haz una pausa y nota la expansión del ki.

Coloca la mano derecha sobre tu vagina y la izquierda sobre tu centro cordial, y lleva la sensación resultante de amor universal hacia tu corazón. Absorbe la energía de la Tierra y continúa la Órbita Microcósmica, terminando con el acopio de la energía en el Hara. Con esto hemos completado el ejercicio primero para la mujer.

Este ejercicio aporta otros beneficios además de la expansión de los canales de la kundalini.

Son numerosas las disciplinas espirituales que procuran elevar de alguna manera la energía sexual hacia el chakra Corona. La energía sexual es ki Original y su merma disminuye la vitalidad, reduce la longevidad y aumenta el deterioro de la salud; disminuye dicha energía por efecto de la menstruación, la ovulación y el acto sexual. El ejercicio anteriormente descrito regenera esta energía y aumenta el ki Original en beneficio del cuerpo, la mente y el espíritu. Al combinar la energía sexual con la del corazón se desarrolla la compasión y se recibe una sensación de paz, bienestar y júbilo.

La rotación de los senos sirve tambien para equilibrar los procesos hormonales de la mujer, a veces con resultados espectaculares. Las rotaciones de dispersión llegan a contrarrestar los síntomas de la menopausia, fenómeno para el cual se ofrece la explicación de que «la sangre ha retornado». Las mujeres que tienen quistes en las mamas descubren a veces que las rotaciones de dispersión han reducido el tamaño de los nódulos. Si se practican las rotaciones exclusivamente en el sentido de la dispersión quizá disminuya el tamaño de los senos; el hacerlo en el sentido de la inversión los aumenta, pero debe evitarse en presencia de nódulos mamarios o molestias causadas por la menopausia. Para la mayoría de las mujeres, la práctica de ambas rotaciones (igual número de repeticiones en ambos sentidos) equilibra el sistema hormonal sin modificar el tamaño de los senos.

Otro posible resultado de la práctica cotidiana de estos ejercicios es, en efecto, el «retorno de la sangre». En algunas mujeres el nivel de los estrógenos puede ser causa suficiente de que se interrumpa el ciclo de la menstruación; las doctrinas de la filosofía esotérica consideran esto un hecho positivo, entendiéndose que se ha reciclado el ki sexual y se ha dirigido hacia el chakra Corona. El fenómeno probablemente no presenta estabilidad suficiente para considerarlo un sistema eficaz de control de la natalidad en muchas mujeres. Si se interrumpe la menstruación pero se desea un embarazo, prescindiremos de los ejercicios y reduciremos el número de rotaciones (a menos de un centenar por día). *No se conoce ningún efecto secundario adverso de estos ejercicios.* Simplemente se trata de una detención del reloj biológico que potencia la creatividad y la lucidez mental. Pueden practicarse dos veces al día, digamos por la mañana y por la noche. El número de rotaciones no será inferior a treinta y seis ni mayor que trescientas sesenta por sesión; es aconsejable comenzar con el número mínimo e ir aumentando gradualmente.

Para el hombre:

Preferiblemente sin ropa, también, y comenzando por el estado meditativo y la Órbita Microcósmica, sin visualizar los símbolos Reiki ni el raku (energía ígnea), para evitar el exceso de estímulo, que puede originar sensaciones desagradables. Si no obstante sucede, retorna el exceso de energía a la Tierra y utiliza las espirales finales de la Órbita Microcósmica para acumular el ki en el Hara. Más adelante veremos cómo se efectúa la postura hui yin y cómo realizar la conexión de los vasos de la Concepción y Gobernador para la Órbita; es aconsejable también la lectura del apartado dedicado al ejercicio primero para la mujer.

Empieza por elevar la energía de las manos frotándolas rápidamente o iniciando el flujo de Reiki.

Cuando estén calientes, masajea y macera ligeramente los riñones entre nueve y dieciocho veces. Haz una pausa para notar el calor. Mediante el poder mental, inhala hacia los riñones y luego exhala el ki hacia el Punto del Riñón. Harás esto de dos a cuatro veces. Percibe conscientemente la conexión energética entre los riñones y los genitales.

Eleva de nuevo la energia de las manos y haciendo copa con la derecha, cubre los testículos con la palma, sin apretar. Masajea los testículos de dieciocho a treinta y seis veces, tras lo cual harás alto para notar la acumulación del ki en los testículos. Descansando los testículos en la mano izquierda, coloca la palma de la derecha sobre el Hara; presiona ligeramente y date masaje con la derecha en el sentido de las agujas del reloj alrededor del ombligo, de treinta y seis a ochenta y una veces. Invierte la postura de las manos y repite, siempre previa intensificación de la energía de aquéllas; esta vez masajeamos el Hara en sentido contrario al de las agujas del reloj, de treinta y seis a ochenta y una veces, mientras la palma de la mano derecha da sustentación a los testículos.

Desplaza ambas palmas para cubrir los genitales; notarás el estímulo en estos órganos. Contrae los músculos para acumular la energia; relájalos y notarás la expansión de la energía. Con la mano derecha cubriendo los testículos, lleva la izquierda sobre el centro del Corazón. Conduce la energía del amor universal hacia el corazón. Prosigue con la Órbita Microcósmica para devolver la energía al Hara y concluye el ejercicio con las espirales finales.

Esta práctica atiende a varias finalidades. La primera consiste en acentuar la compasión, al conectar el corazón con los órganos sexuales. Otra acción sumamente beneficiosa es la reelaboración de la energía sexual o ki Original para una mayor longevidad y una salud óptima y más plena. Los órganos sexuales mismos resultan fortalecidos, aliviando posiblemente las afecciones de próstata, la eyaculación precoz y otras dificultades sexuales. El ciclo de la energia a través de la Órbita Microcósmica sana todos los órganos y equilibra la energía en todo el organismo, eliminando posibles bloqueos. Se eleva la lucidez espiritual y mejora la unificación del cuerpo, la mente y el espíritu. El ejercicio desarrolla también las sensaciones de paz interior, seguridad y bienestar, y fomenta el aumento de la creatividad, la acuidad mental y el desarrollo espiritual.

La postura hui yin

La postura hui yin conecta los vasos de la Concepción y Gobernador en sus extremos inferior y superior; en ausencia de esta conexión la energía ki discurre en sentidos opuestos a través de dichos canales y se emite luego en un flujo rectilíneo. La contracción del hui yin permite que ki realice un circuito completo a través del organismo, y es la fuerza propulsara que permite recorrer la Órbita Microcósmica, sin lo cual no podría completarse dicha órbita ni activarse el ki. Es también el medio por el cual se impulsa el ki en el organismo del Maestro Reiki permitiéndole transmitir los alineamientos, al menos según el método de iniciación que yo enseño, ya que estos ejercicios Ki no se utilizan en el proceso de pase de alineamientos con arreglo al Reiki Tradicional.

En lo que concierne al pase de los alineamientos Reiki, la postura hui yin figura entre las principales diferencias del método no tradicional en comparación con el Reiki Tradicional. En las iniciaciones de éste se le pasan al discípulo cuatro alineamientos para el primer grado, más uno para el segundo grado. Con la contracción hui yin y el método no tradicional que activa la línea Hara, solo se necesita un alineamiento combinado para cada grado. Reiki III implica un solo alineamiento en ambos métodos. Aunque ambos procesos de iniciación son eficaces, creo que la activación de la línea Hara para pasar los alineamientos es más poderosa. Esto me ha sido comentado por muchos de mis alumnos y alumnas que han tenido la oportunidad de recibir los alineamientos de ambas escuelas, y también lo he comprobado yo misma. Además la necesidad de pasar cuatro alineamientos limita en medida significativa el número de alumnos por clase y prolonga la duración de las clases. Cuando se trata de difundir el Reiki entre el mayor número posible de personas, y de enseñarlo en los festivales femeninos, donde se congregan audiencias muy numerosas, la reducción de la cantidad de alineamientos exigida resulta muy favorable.

El tercer motivo para preferir el método nuevo, en efecto, radica en su sencillez. Según la escuela tradicional hay que aprenderse cuatro alineamientos para el Reiki I, otro distinto para el Reiki II y luego otro más para el Reiki III. Con el método que yo uso, solo se necesita un alineamiento combinado para cada grado y además se ejecuta siempre igual en cada uno de los tres niveles. En cuanto a la necesidad de aprender la postura hui yin, es evidente para cualquier alumno que quiera alcanzar la formación Reiki III. Ignoro quién desarrolló el método de pase de los alineamientos que yo utilizo ni si se desarrollaría en conjunción con los ejercicios Ch'i Kung, puesto que históricamente Reiki ha sido una tradición oral.

La postura hui yin es otro caso de conversión de la energía sexual en espiritualidad y un ejemplo de activación y reposición del ki Original. Es elemento fundamental de las prácticas de yoga kundalini, yoga pranayama, yoga tántrica y Ch'i Kung, y se halla su explicación en muchos de los libros que tratan de estas disciplinas. La contracción del perineo reúne los vasos de la Concepción y Gobernador en la parte baja del cuerpo, de donde resulta el cierre temporal del chakra Raíz o de la correspondencia del chakra Raíz en la línea Hara. De esta manera el ki, en vez de abandonar el organismo por los pies inicia un movimiento de elevación, y la energía sexual se encamina hacia el chakra Corona. En yoga kundalini se conoce esta postura con el nombre de llave Raíz o mulbandha. La presión sobre la vagina, tal como se ha descrito para el ejercicio Ki primero, se obtiene mediante la postura llamada siddhasana, también llamada postura de la plenitud, y considerada como la óptima para las meditaciones orientadas al progreso espiritual. Dicha presión se realiza con el talón del pie (o con una almohada u otro objeto adecuado) sobre la vagina o el ano, o en la parte intermedia, el perineo. Al cerrarse el hui yin (punto del perineo), se conduce el ki Telúrico hacia arriba, hacia el Hara; al mismo tiempo el ki Celeste desciende también hacia el Hara. La reunión de ambas energías genera un calor que se dirige a la base de la raquis (el coxis, el chakra Raíz) despertando la energía kundalini.

En el ejercicio segundo se enseña a contraer el hui yin sin la ayuda de una presión externa, cerrando el perineo mediante una contracción muscular. Esto es necesario porque se realiza durante el pase de los alineamientos, es decir, mientras el Maestro/enseñante Reiki se halla de pie y circulando entre los alumnos y alumnas. La postura es absolutamente necesaria para el pase de los alineamientos Reiki según el método no tradicional que yo enseño. De paso observaremos que los discípulos afectados por minusvalías que les impidan practicarla se benefician de la intervención de los guías Reiki, y así todavía es posible que reciban correctamente los alineamientos.

En primer lugar hay que conocer la localización física de los músculos que se utilizan. Están entre los genitales y el ano, tanto en la mujer como en el hombre, y corresponden al punto de acupuntura primero del Vaso de la Concepción. Es el lugar donde se practica la episiotomía durante lo partos, y de los ejercicios de Kegel para la mujer (o mejor dicho, la contracción del hui yin es uno de los ejercicios de Kegel). En la colección de cintas *Awakening Your Light Body*, Duane Packer y Sanaya Roman llaman a este punto de la línea Hara el N'ua; en Ch'i Kung le llaman la Puerta de la Vida y de la Muerte.

La segunda parte de la postura consiste en apoyar la lengua sobre la parte anterior del paladar, justo detrás de los dientes. De esta manera conectamos los vasos de la Concepción y Gobernador en la parte superior del cuerpo, tal como la contracción del perineo realiza la misma conexión en el chakra Raíz. Hay tres localizaciones posibles en el paladar para ejecutar esa postura, pero la más sencilla es la más adelantada posible llamada la Postura del Viento. No se necesita más que una ligera presión, apoyando la punta de la lengua en el paladar y manteniéndola así durante todo el ejercicio. Esto debe hacerse también durante el pase de los alineamientos Reiki.

Empezaremos a trabajar con estas energías desde la postura sedente; una vez más daremos la explicación por separado para mujeres y para hombres. Por ahora no hay que visualizar los símbolos Reiki mientras practicamos estos ejercicios; esto solo se hace durante el proceso de pase de los alineamientos para Reiki III.

Para la mujer:

Sentada en una silla de respaldo recto, o en el suelo, contrae los músculos de la vagina y del ano. Probablemente, al principio resulta más fácil contraer primero los músculos del ano; luego aprenderás a hacerlo con los músculos vaginales. Contrae el ano como si quisieras retraer el recto hacia el interior del cuerpo. Contrae los músculos vaginales como si quisieras frenar la micción. Si alguna vez has practicado los ejercicios Kegel para después del parto a fin de remediar una incontinencia de orina, o para estimular el orgasmo, te resultará familiar esta práctica. Desde el punto de vista anatómico la contracción se realiza en el músculo pubocoxígeo. Cuando se contraen correctamente ambas aberturas tenemos una sensación como si penetrase aire en el cuerpo a través del recto.

Mantén la postura tanto rato como puedas, pero sin que llegue a presentarse una sensación de incomodidad; luego relájate. Repítelo varias veces. Al principio les resultará difícil a muchas mujeres; pero la práctica mejora el dominio sobre la musculatura y su repetición asidua desarrolla los músculos y los hace más fuertes.

Con el tiempo aprenderás a prolongar la contracción cada vez más, y por último aprenderás a realizarla y dedicarte luego a tus actividades cotidianas sin pensar más en ello. Recuerda, no obstante, que con ello cierras tu chakra Raíz sobre la línea Hara, y que es necesario relajarlo con frecuencia.

Debes ser capaz de contraer el hui yin, apoyar la lengua en el paladar y respirar al mismo tiempo, ya que el pase de los alineamientos Reiki puede durar dos o tres minutos. En esto consiste precisamente la finalidad del ejercicio, en desarrollar el control muscular necesario. En principio lo realizarás conteniendo la respiración. Cuando se ha contraído totalmente la vagina notarás también una contracción cervical (del cuello del útero), con lo cual se cierra otra puerta energética. Inmediatamente principia la elevación de ki a lo largo de la línea Hara, y ya no puede seguir descendiendo a través de los órganos internos y los pies para abandonar el organismo. Se establece la conexión con la energía Terrestre, que también se deriva en sentido ascendente hacia el Hara.

A continuación, y manteniendo la postura hui yin en la parte inferior del cuerpo, apoya la lengua en el paladar buscando el surco de la parte ósea situado detrás de los dientes. En estas condiciones queda cerrado el circuito de la energía y conectados por ambos extremos el Vaso de la Concepción y el Vaso Gobernador. Casi en seguida notarás cómo entra en acción la Órbita Microcósmica; en efecto, para conseguirla es necesaria esta postura de la lengua en combinación con la llave hui yin. Ahora el ki puede subir hacia el chakra Corona y regresar hacia abajo, al tiempo que tomamos energía de la Tierra hacia arriba. Se activa el Hara y la energía emprende su ciclo a través del organismo describiendo una figura que recuerda la del número ocho, y que es también el símbolo egipcio del Infinito.

Practica la retención de estos tres elementos de la postura hui yin: contracción de los músculos vaginales y anales, contacto de la lengua con la parte ósea del paladar y respiración profunda. Prolóngala todo el rato que puedas; en su momento debes ser capaz de mantenerla estando de pie. Sin contener la respiración, practica la Órbita Microcósmica manteniendo el ciclo energético de la conexión bilateral de los vasos de la Concepción y Gobernador, que es la postura que hace posible dicha órbita.

Para el hombre:

El hombre efectúa este ejercicio lo mismo que la mujer, salvo que solo se contraen los músculos anales. Realiza la contracción hacia arriba y hacia dentro. Las dos puertas para el hombre se localizan en el extremo del pene u orificio externo de la uretra, y en la base, que son también los puntos por donde abandona normalmente el organismo el ki sexual.

Lee la descripción del ejercicio para la mujer y realízalo de manera análoga.

Tanto el hombre como la mujer practicarán sus ejercicios dos veces al día. Que sea lo primero que hagas por la mañana y la última ocupación antes de acostarte. Cuanto más asiduamente se utilice la Órbita Microcósmica, mejor. Si perseveras durante un período suficiente notarás una sensación de bienestar total que pasa a convertirse en parte integrante de tu vida cotidiana; al mismo tiempo empiezan a despejarse numerosas dificultades físicas y emocionales. La realización de estos ejercicios libera endorfinas cerebrales, lo cual suscita una especie de «subidón» atural. El ejercicio segundo es indispensable para el pase de los alineamientos Reiki, pero ya el primero despeja bloqueos energéticos, aumenta la lucidez espiritual y desarrolla la conexión cuerpo-mente-espíritu. Lo cual es particularmente notable en el caso del hombre. Tanto para los hombres como para las mujeres, el ejercicio Ki primero puede revestir importancia en relación con las dificultades de la función reproductora y los desequilibrios hormonales.

Desde estas páginas quiero saludar en especial a los hombres deseosos de desarrollar su espiritualidad en esta época de cambio a escala planetaria. La toma de conciencia, que empieza por sanarse a sí mismo, es parte de la curación de todos los hombres y ayudará a convertir la Tierra en un lugar mejor para todas las Entidades. Con esto queda completa la información relativa al grado Reiki II, restando solo la consecución del grado tercero, el del Maestro/enseñante. Los ejercicios Ki son el puente entre los grados segundo y tercero. Antes de emprender el trabajo con la energía Reiki III el o la discente deben familiarizarse a fondo con los símbolos, hasta ser capaces de trazar correctamente todas sus líneas. Hay que dominar asimismo la curación a distancia, el empleo de los símbolos Reiki II en la sesión directa y también sus aplicaciones no terapéuticas. Con la práctica de la Órbita Microcósmica y de los dos ejercicios Ki, el alumno o alumna redondea su preparación para el Reiki III.

5. El tercer grado de Reiki

El tercer grado Reiki es la parte más interesante de tan sorprendente sistema terapéutico. Es el grado que capacita para enseñar, en el que se recibe información sobre cómo transmitir el Reiki a otras personas. A veces se divide este grado en dos capítulos, Reiki III Practicante y Maestro/enseñante. La materia del nivel Reiki III Practicante comprende los ejercicios Ki, explicados en el capítulo anterior de este libro, y además los símbolos del Reiki III y cómo utilizarlos para la curación. Otros dan a estas informaciones el nombre de Reiki II avanzado. En cuanto a los seguidores de la escuela Reiki Tradicional, no utilizan en absoluto los ejercicios Ki. El grado de maestría (en la acepción más general de esta palabra, que comprende la capacitación para enseñar) incluye informaciones sobre cómo pasar los alineamientos y enseñar el sistema Reiki. En mi propio método, el Reiki III comprende todo esto, es decir, tanto la información terapéutica como la capacidad docente.

Los símbolos del tercer grado

Existe bastante controversia entre las escuelas tradicionales y modernas en cuanto a quién es digno de recibir el tercer grado. Según las ideas tradicionales, el grado de Maestro solo debería concederse a personas dispuestas y decididas a consagrar toda su vida al método Reiki. Los candidatos y las candidatas se someten a un proceso de selección meticulosa que dura varios años, y además deben transcurrir también varios años entre la recepción del Reiki II y el acceso a la formación Reiki III. Por otra parte, ésta no puede solicitarla el alumno o alumna, sino que le será ofrecida por una persona ya iniciada, poseedora del grado de maestría y dedicada a la enseñanza, y la realidad es que se admite a muy pocas. En cambio los y las enseñantes del método moderno trabajan a precios reducidos y no imponen tantas restricciones en cuanto a la enseñanza del tercer grado. Los honorarios por la enseñanza de la maestría Reiki Tradicional ascienden a diez mil dólares en los Estados Unidos y a la equivalencia de quince mil en Canadá e Inglaterra.

No hay posibilidad de conseguir becas ni matrículas reducidas para el Reiki III ni, si a eso viene, para ningún otro grado. El alumno o la alumna debe someterse a un aprendizaje mínimo de un año con su Maestro o Maestra y cuando empiece a enseñar por su cuenta, lo hará bajo tutela durante otro período adicional, en el decurso del cual seguirá pagando la matrícula de las clases. En una primera fase solo se le consiente enseñar el Reiki I, y luego el Reiki II. De esta manera pueden transcurrir varios años antes de que el o la enseñante novel se independice.

Durante algún tiempo, antes y después del fallecimiento de la señora Takata, se creyó que solo un Gran Maestro podía iniciar a un Reiki III. Los discípulos que ella tuvo, aun habiendo recibido el Reiki III, solo impartían los grados primero y segundo. He sabido por algunas seguidoras de la escuela Tradicional que estas personas no sabían que fuese posible para ellas el iniciar en el nivel de maestría. Cuando descubrieron que efectivamente podían crear también Maestros/enseñantes, la formación de nuevos Reiki III conoció un impulso considerable. La misma Hawayo Takata inició a veintidós Reiki III durante los últimos diez años de su vida (1970-1980). Pocos años después se contaban en los Estados Unidos, en total, doscientos cincuenta Maestros Reiki Usui Tradicional y unos setecientos cincuenta en todo el mundo. Hoy seguramente son muchos más.

En la actualidad, incluso algunos Reiki III de formación tradicional empiezan a poner en tela de juicio estos factores de coste y exclusividad, y se han dado casos de reducción de los honorarios. También ha comenzado la revisión y la actualización de los métodos de enseñanza. El resultado es que se cuenta con más enseñantes y que los métodos

Reiki evolucionan. Mi propia formación Reiki II y III proviene de enseñantes y de métodos de esa tendencia. Estas personas han descubierto que Reiki aporta prosperidad y beneficios más que suficientes aunque se rebajen los precios, y que el aumento del número de enseñante a, su vez, conviene a la difusión del método. Sin embargo, el diálogo entre las organizaciones Tradicionales y los Maestros enseñantes de la escuela Reiki moderna es, a todas luces, muy escaso o prácticamente inexistente.

Según declaraciones de Phyllis Furumoto en una entrevista realizada por William Rand, Mikao Usui enseñaba el Reiki de una manera poco o nada formalizada y no tenía en cuenta ninguna división en grados. Fue Chujiro Hayashi quien desarrolló los métodos de enseñanza de la escuela Tradicional, y Hawayo Takata estableció el sistema de tarifas estadounidense. Desaparecida la señora Takata, la Reiki Alliance se dedicó a establecer una extensa reglamentación. La señora Furumoto, nieta de Takata, fue designada Gran Maestra por la Reiki Alliance; según sus propias manifestaciones ella considera que «en tanto que Gran Maestra no ostenta ningún poder Reiki adicional, ni símbolos, alineamientos o técnicas que no sean conocidos, ni autoridad alguna sobre otros practicantes de Reiki».

Por otra parte:

Muchas veces se diría que los maestros y practicantes de Reiki prestan una atención excesiva a cuestiones como la genealogía, los certificados y la afiliación a las organizaciones «ortodoxas». Pero lo único que importa en realidad es saber, en tu fuero interno, si estás verdaderamente conectada con Reiki; si esto se verifica, lo demás carece de trascendencia.

En la entrevista se aludió también a los símbolos Reiki, y la señora Furumoto admitió las diferencias actuales entre los símbolos revelados por distintos enseñantes, diciendo que no era imprescindible que todo enseñante o practicante los trazara siempre iguales, bastando que fuesen inteligibles. Que lo importante, en la aplicación de los símbolos Reiki, era la intención. La entrevistada comparó las variantes a las diferencias que se observan en la escritura manuscrita convencional de diferentes personas: no hay dos muestras de letra que sean idénticas, y sin embargo casi todo el mundo puede leer lo que ha escrito otra persona, cualesquiera que sean las diferencias grafológicas.

En mi propia práctica docente, cuando los alumnos y alumnas me presentan sus símbolos y se aprecian diferencias, yo les enseño los míos y les aconsejo que usen los que les resulten más cómodos. He visto hasta cuatro versiones diferentes del Hon-Sha-Ze-Sho-Nen, y en estas mismas páginas doy varias posibilidades para el símbolo de la Maestría Reiki. Todas estas versiones funcionan, y lo hacen con potencia e idoneidad. Lo mismo cabe decir de los diversos métodos para la enseñanza de Reiki que están desarrollándose actualmente. Con todo, no le negaremos a la escuela Tradicional el mérito de haber introducido el Reiki en Occidente, así como el de haber preservado, dentro de lo posible, la pureza doctrinal del sistema.

Pero también los métodos modernos de enseñanza tienen su lugar, por cuanto facilitan la adaptación de Reiki a una época y unas culturas muy diferentes de las originarias. Recordemos que este sistema terapéutico nació probablemente en la India y el Tíbet, que pasó a China con las doctrinas budistas, difundiéndose luego en todo el Extremo Oriente antes de llegar a los Estados Unidos por vía del Japón. La fórmula escrita es anterior a la era cristiana en mil años por lo menos, lo cual nos lleva a atribuirle una antigüedad de tres milenios como mínimo, aun sin postular que fuese introducido en la Tierra procedente de otros planetas. A lo largo de estos miles de años Reiki habrá sufrido un largo proceso de adaptación y cambio.

Algunos, aunque no todos, los y las enseñantes y practicantes de formación Tradicional rehúsan otros métodos que no sean los suyos. No reconocen la formación Reiki I del alumnado que procedente de la escuela moderna acude a ellos en demanda de los grados superiores. A veces incluso se niegan a participar con personas de formación no tradicional en los Círculos Reiki. Algunas de las Reiki III formadas por mí han sufrido alguna desautorización por parte de estas personas cuando anuncian sus clases, con afirmaciones por el estilo de que «no tienen el verdadero Reiki» o han recibido enseñanzas «erróneas».

Cuando el trazado de los símbolos modernos no coincide con las versiones de la maestría tradicional, aseguran al alumnado que «éstos no son símbolos Reiki, y no funcionarán».

Nada de esto es cierto. Lo que sí es cierto es que tales actitudes son contrarias a toda ética de las relaciones entre terapeutas, y eso desde luego tampoco va de acuerdo con «el verdadero Reiki».

La realidad es que el simple alineamiento Reiki puede hacer de un novel un enseñante cualificado después de una formación que conlleve una tarde de clase. La necesidad de terapeutas es tremenda y cuantos más sanadores podamos ofrecer a esta Tierra, mejor. En esta época de cambio telúrico todos somos dolientes e incluso el mismo planeta sufre. Para que Reiki vuelva a ser universal como lo fue, y como es menester que vuelva a serlo, necesitamos desesperadamente muchos y muchas más enseñantes Reiki de todos los métodos. Es inmoral el pretender hoy día la exclusividad de ningún método de curación, y no existe el método «mejor» o «más Reiki» que ningún otro.

Según mi opinión no es posible restringir la docencia Reiki a las personas dispuestas a consagrar toda su existencia al sistema. En el mundo actual las cosas ya no van de esta manera. Pocas se hallarán en condiciones de invertir años en un larguísimo aprendizaje o diez mil dólares en unos cursos. En cuanto a adoptar el Reiki como medio exclusivo para ganarse la vida, tampoco creo que sea una ambición tan extendida. En mi actividad, yo ofrezco el Reiki III casi a cualquier persona sincera que lo desee y que haya cursado los dos grados previos. Si observo una vocación decidida, o unas facultades excepcionales para la curación, no tengo inconveniente en reducir todavía más mis precios, a tal punto que la mitad de mi alumnado, o tal vez más, no paga absolutamente nada por ninguno de los grados.

Imperativos éticos

Cada uno de los grados Reiki, según yo los enseño, tiene su propio imperativo ético. En Reiki I y II el mandamiento es bien sencillo y consiste en administrar la curación solo a quien la haya solicitado, absteniéndonos de forzar el libre albedrío de nadie. En Reiki III el imperativo se mide en términos monetarios. Reiki aporta la prosperidad, la longevidad y el bienestar a todos. Ésos no son valores que puedan comprarse y venderse. Por supuesto los y las terapeutas y enseñantes tienen derecho a ganarse la vida con su trabajo, pero también asumen la responsabilidad de una curación asequible. En mis clases particulares individuales cobro setenta y cinco dólares por el Reiki I, cien por el Reiki II y trescientos por el Reiki III. Los grupos de los fines de semana pagan unos honorarios cerrados por grupo que resultan a un coste muy inferior al de las clases particulares. En cuanto a mis sesiones terapéuticas, personalmente prefiero no cobrarlas aunque, como queda dicho, opino que los sanadores tienen derecho a ganarse la vida. A mi alumnado le aconsejo que apunte a unas tarifas razonables y creo que debería existir un sistema de becas.

Cuando empecé a enseñar y durante unas tres semanas experimenté fuertes deseos de guardarme el Reiki para mí, con intención de utilizarlo para ganar dinero y para que la cualificación de Maestra me reportase algo más que la responsabilidad de enseñar. Luego sentí remordimientos por haber pensado de esa manera, pero la realidad era que tales ideas habían pasado por mi cabeza, aunque antes había deseado tener el Reiki III para enseñar al mayor número posible de personas contra un coste mínimo o nulo. Por último me di cuenta de que no podía continuar en aquel estado de indecisión, y después de algunas reflexiones introspectivas la tentación desapareció por completo al cabo de algunas semanas. No desconozco, sin embargo, que otras personas movidas por parecidas y no menos positivas intenciones renunciaron a estos propósitos poco después de empezar a enseñar, y precisamente por el mismo camino. A mis alumnos y alumnas les cuento este episodio para ponerlos en guardia contra las trampas que nos tiende el ego. Si te ocurre a ti, como bien pudiera suceder, resiste y recuerda por qué quisiste convertirte en terapeuta Reiki.

En el nivel Reiki II ofrezco a mi alumnado la información completa del método, y buena parte de ella en forma de apuntes que pueden llevarse una vez conseguido el grado Reiki III. De los alumnos y alumnas espero que se lo tomen en serio y comprendan que, si bien yo puedo y quiero enseñar, a ellos les toca poner lo necesario de su parte para aprender. Anuncio públicamente que el Reiki III requiere tres permanencias durante otros tantos fines de semana, y casi nunca se niega la admisión a nadie. No todos mis Reiki III llegan a ser verdaderos enseñantes, pero casi todos son verdaderos terapeutas. Y salen dotados de la capacidad para enseñar, de modo que podrán hacer uso de ella cuando así lo decidan. Les pido que consideren en serio la posibilidad de enseñar y algunas personas que declaran, en principio, no tener intención de hacerlo, a veces acaban enseñando, aunque no sea en clases cara al público. En ocasiones se empieza por impartir el Reiki a los miembros de la propia familia, u otras personas a quienes vemos necesitadas de dicha energía. Estos métodos son muy diferentes del sistema Tradicional para la elección de candidatos al Reiki III, pero me parecen los más eficaces para los tiempos que corren.

Cuando enseño Reiki II les digo a mis oyentes que espero sinceramente que desearán llegar hasta el Reiki III, pero les ruego que lo hagan solo si verdaderamente sienten el anhelo de sanarse a sí mismos, a otros (sin exceptuar a los animales) y/o al planeta. No me reservo mis enseñanzas para mí, pero tampoco invito a más asistentes de los que físicamente puedo sintonizar en cada clase para pasarles los alineamientos. La persona que asiste determina por sí misma su grado de interés; puesto que ha entrado a la clase, debo suponer que le merece alguno. Algunos alumnos y alumnas me hablan de sus decisiones, pero otros no, y no son pocos. Yo no exijo ningún período de espera concreto entre la recepción de un grado y el siguiente.

En los seminarios de los fines de semana ofrezco los tres grados en tres jornadas lectivas, proceso agotador para todas las personas afectadas incluyéndome a mí misma. Durante la lección de Reiki I le pido al alumnado que decida si desea regresar al día siguiente para seguir en la brecha. Si les ha afectado demasiado la energía o les cuesta entender la información (lo cual no es demasiado corriente en Reiki I), les aconsejo que esperen un poco antes de intentar el Reiki II. Doy la bienvenida a toda persona que se crea preparada y dispuesta a continuar. Durante la clase de Reiki II pongo más énfasis en lo de advertir a mis oyentes que una vez recibido este grado van a tener que pasar al menos seis meses en el proceso de purificación emocional, y que es preferible aplazarlo si tienen algún trauma o conflicto emocional en curso.

Por ejemplo, si una alumna no tiene más experiencia terapéutica que el Reiki I de ayer y el Reiki II de hoy, le aconsejo que espere y se inicie en el Reiki III más adelante. En cambio, ante otra persona que sea una sanadora experimentada o que hubiese revelado facultades psíquicas antes de recibir la formación Reiki, o que haya recibido al menos el Reiki I con anterioridad a ese fin de semana, lo dejo a criterio de ella. Casi todo el mundo tiene una idea bastante clara de las propias limitaciones. Es mucho más positivo dejar que transcurra algún tiempo entre la recepción de un grado y el siguiente, pero muchas veces no es posible dada la escasa disponibilidad de enseñantes. La persona que recibe los conocimientos sabrá si está preparada o no para asimilarlos; yo me limito a suponerle esa capacidad de discernimiento y le enseño lo que sé. Cuando me despido de una ciudad después de uno de estos fines de semana Reiki, sé que dejo al menos un puñado de personas que dentro de algunos meses se hallarán preparadas para enseñar.

Dai-Ko-Myo y Raku

La formación Reiki III empieza por introducir dos nuevos símbolos; ambos se utilizan en el proceso de pase de alineamientos, pero solo uno de ellos sirve para curar. En Reiki III todo remite al pase de los alineamientos, y estos símbolos forman parte del proceso. Los dos símbolos del tercer grado se llaman el Dai-Ko-Myo y el Raku. El primero se utiliza para sanar, y es también el símbolo que transmite los alineamientos Reiki. El Raku se usa únicamente en el proceso de pase de los alineamientos y no tiene ninguna otra aplicación; por cierto que la señora Takata nunca lo empleaba. El Dai-Ko-Myo tiene la particularidad de aparecer no ya en dos variantes sino en dos formas muy diferentes; una de ellas es la usada por la escuela Tradicional, que no reconoce la otra versión. En mis enseñanzas prefiero el símbolo moderno, aunque no tengo ni la menor idea de su procedencia.

Cuando comencé mi peregrinación en busca del Reiki III, una conocida me envió por correo el símbolo Dai-Ko-Myo Tradicional, como he contado en el capítulo de introducción, y estuve usándolo durante mi primer año de enseñanzas.

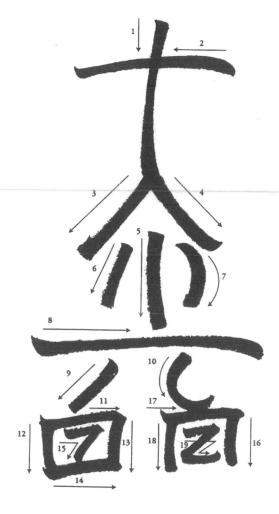

Dai-Ko-Myo
Versión tradicional

Cuando comencé mi peregrinación en busca del Reiki III, una conocida me envió por correo el símbolo Dai-Ko-Myo Tradicional, como he contado en el capítulo de introducción, y estuve usándolo durante mi primer año de enseñanzas. Luego se me ha mostrado el símbolo Tradicional en diversas variantes, aunque la misma forma básica se distingue en todas ellas; una de éstas es la que reprodujo A.J. Mackenzie Clay en su libro *One Step Forward for Reiki* (New Dimensions, 1992).

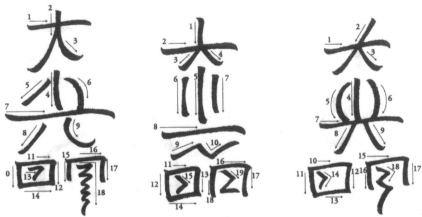

Símbolo del Maestro tibetano (izquierda) y símbolo del Maestro Sunyata Reiki (derecha)

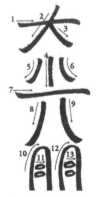

Variante del Dai-Ko-Myo

Dai-Ko-Myo
Variantes

Llevaba yo algún tiempo enseñando cuando la persona que me inició en el Reiki II, de quien procedía la mayor parte de las informaciones que yo transmgía a mi vez, me preguntó cómo era el Dai-Ko-Myo que yo usaba.

Cuando le envié una copia de mi símbolo me contestó que debía probar con la versión moderna. Lo cual hice de mala gana, pues había obtenido buenos resultados con el símbolo que venía utilizando, pero finalmente me avine a ensayar el nuevo. Tan pronto como lo hube hecho, nunca más retorné a la forma Tradicional.

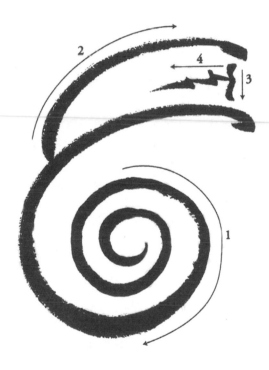

Dai-Ko-Myo
Versión moderna

El nuevo símbolo no me exigió ninguna memorización «era como si lo hubiese sabido toda la vida» y lo primero que pensé al verlo fue: «Claro que sí! Ésta es la espiral de la Diosa.» Al usarlo en los pases de alineamientos lo hallé mucho más poderoso, y de flujo incomparablemente más fácil que el Dai-Ko-Myo original. Cuando presenté ambas formas a mis estudiantes y les solicité una opinión comparativa, gustó más el símbolo nuevo, pareciéndoles más claro, más sencillo y más fuerte, lo mismo que a mí. Trabajé con él una temporada y después de realizar varias comparaciones más, decidí adoptar definitivamente el Dai-Ko-Myo moderno.

En una sesión de canalización con Susanne Wagner, una alumna formuló una pregunta acerca de la nueva forma del símbolo. Yo no estuve presente pero escuché luego una grabación. Los guías Reiki que participaban en la canalización manifestaron que el nuevo Dai-Ko-Myo concuerda mejor con las vibraciones de las necesidades docentes de hoy día, mientras que el símbolo antiguo era el idóneo para la energía de una época ya pretérita.

No obstante, dijeron, en algunos casos o con ciertas personas sería preferible recurrir al símbolo Tradicional para sanar o pasar alineamientos; en esto se me aconsejaba que siguiera el dictado de mi intuición. En general, no obstante, se juzgaba preferible el empleo del símbolo nuevo. Ambas formas del Dai-Ko-Myo se reproducen en el presente capítulo. A mis estudiantes les pido que estudien las dos y que elijan la que les parezca más ajustada a su energía y necesidades.

Una vez nos hayamos aprendido el Dai-Ko-Myo de Reiki III, lo utilizaremos en todas las curaciones. En mi opinión, cuando se envía a distancia viaja más rápidamente del chakra cordial de la terapeuta al chakra cordial de la receptora. En ocasiones, es el único símbolo que se necesita para una curación, aunque cuando la hago para una persona ausente prefiero utilizar además el Hon-Sha-Ze-Sho-Nen. Usándolo invertido, extrae de los organismos las energías negativas y las dispersa. El Dai-Ko-Myo cura fundamentalmente el alma; cada uno de los símbolos Reiki se dirige de manera específica a uno de los cuerpos vibracionales. Así como la resonancia del Cho-Ku-Rei es más intensa en el plano del cuerpo físico, el Sei-He-Ki actúa sobre el cuerpo emocional y el Hon-

Sha- Ze-Sho-Nen concuerda con el cuerpo mental, el Dai-Ko-Myo funciona a nivel del cuerpo espiritual.

Es una curación muy poderosa, ya que sana el mal-estar actuando sobre la fuente superior o causa primera. Los planos de los cuerpos espirituales contienen el esquema o plantilla de donde deriva el cuerpo físico, de modo que la curación a estos niveles induce cambios profundos, de los que suelen merecer el calificativo de «milagrosos». Los sanadores Reiki presencian «milagros» en cada una de sus sesiones, y con frecuencia se invocan por medio del Dai-Ko-Myo. Se producen ahí cambios existenciales. En la curación directa y tal como sucede con los demás símbolos, transmitiremos el Dai-Ko-Myo cuando la intuición nos aconseje hacerlo. En mi caso, es el símbolo que uso con más frecuencia.

Para la curación a distancia utilizo con frecuencia los cuatro símbolos, empezando con el Dai-Ko-Myo como primera fuente. Luego transmito el Hon-Sha-Ze-Sho-Nen, para continuar con el Cho-Ku-Rei y el Sei-He-Ki y finalizar con una repetición del Dai-Ko-Myo. Éste suele revestir un color rosa astral mientras se envía, o dorado metálico algunas veces. En la emisión no aparece estático sino vibrante, móvil, giratorio. Según mi percepción, lleva directamente la energía de la Divinidad-Fuente a la persona receptora por mediación de la sanadora, y con ello le aporta a aquélla cuanto necesita para sanar. Es desde luego la energía terapéutica más potente de que disponemos en el planeta Tierra, y sin duda alguna la más positiva.

En la auto terapia usaremos el Dai-Ko-Myo del mismo modo que lo hacemos para sanar a otros. Trázalo sobre tu chakra cordial y visualízalo con los demás símbolos. Existe también un ejercicio de Ch'i Kung que utiliza este símbolo para la auto terapia y para potenciar el flujo de ki a través del organismo. Estimula el chakra del timo en su localización de la línea Hara y vigoriza el sistema inmune cuando se practica dos veces al día, en pie y con la espalda erguida.

En primer lugar hay que localizar punto que se halla sobre cada uno de los omoplatos, en un hueco que forma el hueso, visible en la espalda.

Tras elevar el nivel de energía Reiki de las manos, o frotarlas para que se calienten, empezamos a dar masaje en este punto del hombro con las yemas de los dedos de la mano contraria. Se efectúa para ello una rotación en el sentido de las agujas del reloj, durante un minuto. Luego empezaremos a visualizar el Dai-Ko-Myo, sin que se interrumpa el masaje hasta un total de trescientas rotaciones. Luego buscamos el mismo punto en el hombro del otro lado y repetimos la operación.

Realiza este ejercicio en ambos hombros tres veces. Para finalizar hacemos puño con la derecha y percutimos suavemente el pecho, sobre el esternón, veinticinco veces, sin dejar de visualizar el Dai-Ko-Myo durante toda esta operación. Realiza el ejercicio completo dos veces al día. Desconozco el origen de esta práctica, aunque se ha demostrado que la percusión del timo estimula y fortalece esta glándula. Incluso se ha escrito un tratado entero sobre la cuestión del fortalecimiento del timo, *Your Body Doesn't Lie*, obra del médico John Diamond (Warner Books, 1979), en donde se describe un ejercicio parecido bajo el nombre de «tamborileo sobre el timo». El Dai-Ko-Myo tiene otras aplicaciones. Visualizaremos los cuatro símbolos para purificar y cargar energéticamente los cristales; incluso es posible programarlos de manera que se purifiquen a sí mismos. Para hacerlo tomaremos el espécimen entre las palmas de las manos y le enviaremos la energía Reiki. Primero visualizamos el Dai-Ko-Myo y luego el Sei-He-Ki, a fin de evacuar del cristal toda la negatividad y las tribulaciones que haya absorbido, dejándolo purificado. A continuación le transmitimos el Cho-Ku-Rei para programar el cristal consagrándolo a una finalidad, como puede ser por ejemplo la curación.

En este caso, es decir si el cristal ha de servir para sanarnos o sanar a otras personas, añadiríamos el Hon-Sha-Ze-Sho-Nen. Para finalizar visualizaremos de nuevo el Dai-Ko-Myo y solicitaremos que en adelante el espécimen se purifique a sí mismo, lo cual significa que la piedra evacuará las energías remanentes después de cada utilización. No obstante, conviene todavía purificarlo de vez cuando, aunque ya no necesitará esta operación con tanta frecuencia (como puede comprobarse mediante el ensayo del péndulo).

Cuando preparo elixires florales o de gemas, yo transmito el Dai-Ko-Myo y el Cho-Ku-Rei al agua y a las flores (o las piedras) durante la fase de infusión bajo la luz solar. Se me ha comentado que mis elixires son especialmente potentes y estoy segura de que la causa es el Dai-Ko-Myo. Te aconsejo que los uses también para potenciar los medicamentos, los extractos de hierbas, los remedios homeopáticos, etc. Además empleo el Dai-Ko-Myo prácticamente para todos los usos del Reiki, por lo regular antes y después de cada proyección de los símbolos o sesión terapéutica. De este modo profundizo e intensifico la energía. El Dai-Ko-Myo es el símbolo que transmite y pasa los alineamientos Reiki de enseñante a discípulo.

En el capítulo siguiente se hallará la información relativa al pase de alineamientos. Como sucede con todos los símbolos, hay que memorizar el Dai-Ko-Myo; el alumno o alumna debe ser capaz de dibujarlo con precisión y con todas las líneas en su debido lugar y proporción. Lo cual desde luego resulta mucho más fácil con la figura espiral del Dai-Ko-Myo, en comparación con la versión antigua. Debo señalar que a mí me costó bastantes semanas el aprender de memoria la versión antigua, y esta falta de resonancia me indicó que no armonizaba mucho con mis propias energías; en cambio me hice con la versión moderna del Dai-Ko-Myo desde la primera ojeada. No fue necesaria ninguna memorización. Lo conocía ya. En cualquier caso, he reproducido aquí todas las versiones del símbolo que he llegado a descubrir, para que utilices aquella que te cuadre mejor; todas ellas funcionan.

Será interesante traer a colación aquí la definición de la espiral según las ideas del Chi Kung. Tradicionalmente, esta figura simboliza la energía de la Divinidad. A la espiral que se abre a partir de su centro en el sentido de las agujas del reloj se le atribuye la propiedad de condensar el ki en el núcleo de la figura. El Dai-Ko-Myo moderno se dibuja precisamente de esta manera, partiendo del centro y en sentido horario.

Cuando se invierte la espiral trazándola en sentido antihorario, se produce la expansión del ki interno para conectar con el ki exterior al organismo; una vez se ha completado esta expansión se invierte automáticamente el sentido, lo cual determina la recuperación del ki. Las espirales crean vórtices de energía que atraen otras energías; su presencia en la naturaleza es muy frecuente, desde las olas que agitan un estanque hasta los huracanes. En Ch'i Kung se utilizan a fin de captar y condensar el ki para obtener efectos salutíferos y curaciones.

En las tradiciones de *wicca* la espiral es el laberinto iniciático, es el paso de la Rueda del Año y el lugar de la manifestación y la reencarnación. Las espirales trazadas en el sentido de las agujas del reloj invocan la energía creativa, mientras que las trazadas en sentido antihorario designan la dispersión, la relajación. Starhawk ha comparado en *The Spiral Dance* (Harper and Row Publishers, 1979) la doble espiral con el laberinto que conduce al centro de la creación, el Vacío de los budistas:

```
Conforme te desplazas a través de la espiral el
mundo se disuelve, la forma se disuelve, hasta que
te hallas en el corazón oculto en donde el naci-
miento y la muerte son una misma cosa. El centro
de la espiral resplandece; es la Estrella Polar,
y los brazos de la espiral son la Vía Láctea, una
constelación de millones de estrellas que giran
alrededor de un punto central inmóvil. (...) Estás
en el seno de la Diosa, en flotación libre. Entonces
notas que algo te comprime y te empuja, que empie-
zas a salir de la espiral y que ésta se ha conver-
tido en el tránsito vaginal del renacimiento. Te
mueves en el sentido de las agujas del reloj a lo
largo de la doble espiral de tu ADN.
```

Nótese que el Dai-Ko-Myo moderno es una doble espiral. El otro símbolo para Reiki III es el Raku. La señora Takata no llegó a utilizar este símbolo del sánscrito; en la actualidad lo emplean casi todos los Maestros Reiki norteamericanos.

Sin embargo, muchos de éstos tienen muy pocos datos acerca de esta figura, a lo que parece, y apenas se dan cuenta de su importancia.

Se utiliza solo para el pase de los alineamientos, y nunca en las sesiones terapéuticas. El símbolo tiene la figura de un rayo o relámpago y según se me ha explicado, se define como «portador del fuego. Al término de la ceremonia del pase de alineamientos se invoca dicho símbolo para efectuar la toma de fundamento de la persona receptora de la energía Reiki. En esto viene a resumirse lo que conoce acerca de él la mayoría de los terapeutas Reiki, pero su significación es mucho más extensa en realidad. Activa la línea Hara y por tanto contribuye a la circulación de la energía Reiki por los canales ki de la persona iniciada, así como a condensarla en el centro Hara (el ombligo o Tan T'ien).

Durante el proceso de alineamiento, el aura del Maestro y la del discípulo se unen, y algo más ocurre en el decurso de esta fusión áurica. En esos breves instantes, los guías utilizan la energía para retirar el karma negativo de la persona que recibe el alineamiento y el grado Reiki. La enseñante que conduce el proceso recibe lo que se está eliminando a través de su propia aura y lo deriva a tierra, aunque por lo general este fenómeno pasa por completo desapercibido. El Raku separa las auras al término de la ceremonia, quedando tanto el Maestro o Maestra como el o la alumna con una proporción de energía ki Original muy superior a la que poseían antes. Esta liberación del karma durante el alineamiento explica los procesos de purificación y reorganización física y emocional que suelen ocurrir después.

Con tantas variaciones como existen actualmente de los símbolos, es interesante observar que solo se conoce una del Raku, y consiste sencillamente en dulcificar la línea quebrada que representa el rayo para convertirla en una línea ondulada. Trazado de este modo el símbolo se convierte en el del poder de la Serpiente Kundalini. Pero como el rayo es también el vajra del budismo vajrayana «es decir, el símbolo del camino diamantino del budismo mahayana según las doctrinas tibetanas», todo indica que el trazado en forma de línea quebrada es más correcto. Entre los extremos de la doble espiral del Dai-Ko-Myo aparece también la figura en miniatura del Raku.

Otros símbolos

La actividad de los Reiki III de escuela moderna en todo el país me ha deparado hojas y más hojas llenas de «nuevos» símbolos Reiki, los cuales se presentan bajo la especie que reivindican algunos de los que se perdieron antiguamente. Muchos de ellos son energías budistas o sánscritas y presentan de por sí un valor positivo, pero no son figuras Reiki. Gracias a la canalización de Laurel Steinhice sabemos que los demás símbolos serán devueltos a la Tierra, y que el primero de ellos será posiblemente capaz de activar los centros energéticos de los ojos y permitirá utilizar la energía Reiki a modo de láser. En realidad muchos sanadores aprenden a hacer esto conforme desarrollan facultades psíquicas y sin utilizar conscientemente ningún símbolo. A mí me parece que el Dai-Ko-Myo moderno es la única forma no tradicional que sea verdadero símbolo Reiki. No obstante, reproduzco a continuación algunas de las nuevas propuestas.

Aunque no considero que sean símbolos Reiki, alguno de éstos merece una explicación más detallada. Om es un símbolo sánscrito y representa el sonido creador del Universo. También son sánscritos otros de los aquí reproducidos, y poseen energía terapéutica. El símbolo del Maestro Quiromante representa la trayectoria de la energía a través de los chakras y de la sushumna, y tal vez alguna forma de iniciación. En la iconografía del budismo tántrico hallamos a menudo símbolos de esta especie, que las estatuas de Buda llevan grabados en las palmas de las manos. Existe una colección de símbolos llamados la Pauta de la Matriz, mientras que los caracteres mismos reciben el nombre de bijas o sonidos germinales. Se considera que su conjunto constituye el lenguaje de lo Absoluto. En cuanto a la verdadera significación de los bijas, que desempeñan un importante papel en los ritos del budismo tántrico, solo se revelan a los iniciados. Los bijas que hallamos dibujados en las stupas sirven a veces para representar los cinco elementos. Reciben el nombre de stupas las esculturas o los edificios, precursores del estilo pagoda, cuya misma forma representa intrínsecamente los elemento. Por cierto que el Hon-Sha-Ze-Sho-Nen también recuerda mucho la figura de una stupa.

Otro conjunto de símbolos, entre los cuales Harth, Zonar, Halu y Yod, me fue comunicado en California y entendí que se habían concebido para su uso con los símbolos del Reiki. Aunque de intención obviamente positiva, he tenido una experiencia muy mala con uno de ellos. Cuando le enseñé a una mujer estos símbolos ella eligió el Harth y empezó a utilizarlo de una manera negativa, construyendo por vía psíquica pirámides negras para lo que según ella era un rito de protección. Éstas fueron colocadas sobre mi aura, mi casa y las de otras personas. El resultado no fue en absoluto positivo. Las pirámides encerraban lo que supuestamente protegían y sofocaban la persona o el lugar puesto bajo tal invocación.

La energía psíquica no podía salir de las estructuras y esto alteraba el intercambio cotidiano, la entrada y salida de los flujos energéticos normales. Cuando se intentaba purificar aquélla desde el interior, las energías negativas no podían salir y no se disipaban, puesto que permanecían atrapadas en dicho interior por el símbolo.

A mí me había causado incomodidad desde el primer momento y le pedí a aquella mujer que no lo usara, pero ella insistió. Las pirámides en cuestión eran instrumentos de una agresión psíquica a gran escala y originaron muchas tensiones y mucha negatividad en mis emociones y en mi casa. Por último, cuando me di cuenta de lo que había ocurrido, solicité la ayuda de otra terapeuta para eliminarlos, ya que las pirámides negras -y había colocado muchísimas- eran casi totalmente refractarias a cualquier intento de desmontarlas o retirarlas. Tras numerosos intentos fallidos acabamos por descubrir que una emisión de símbolos Raku a partir del Tercer Ojo lograba desmontar las pirámides, aunque casi en seguida se reconstruían automáticamente. Por último logramos desmantelarlas mediante la utilización intensiva del Raku y la proyección de pantallas de luz por la parte inferior para levantarlas y alejarlas del planeta. Se necesitaron varios meses para purificar completamente de aquella energía mi casa y mi propia persona.

Sospecho que el símbolo fue utilizado de una manera distorsionada para conferirle una negatividad que de por sí le es ajena. Desde entonces, sin embargo, me he abstenido de experimentar con símbolos "nuevos" hasta haberlos comprendido por entero. A mis alumnos y alumnas no les mando que eviten estas energías desconocidas pero les indico la conveniencia de proceder con mucho cuidado. En una sesión de canalización se me comunicó que los símbolos Reiki originales eran trescientos, veintidós de los cuales se utilizaban de manera habitual, y que se hallan archivados en antiguas escrituras del Tíbet y de la India. Cuando llegue el momento de que sean recuperados para el Occidente y para el Reiki, nos serán dados a conocer de manera tal que sepamos sin duda alguna que son verdaderas formas Reiki, y también se nos enseñará cómo utilizarlos. La única anticipación previsible son, a lo que parece, los símbolos personales que se comunican por vía psíquica e interior a ciertos individuos, quienes pueden utilizarlos o por lo menos investigarlos sin incurrir en ningún riesgo.

Otra forma que se divulga en la actualidad a título de símbolo Reiki adicional es el llamado Antahkarana. Se trata de un símbolo tibetano usado para la meditación y para aplicaciones terapéuticas; Alice Bailey y otros autores aseguran que ha sido ritualmente utilizado desde hace miles de años. Cuando lo colocamos debajo de la camilla durante las sesiones concentra y amplifica el Reiki así como otras energías terapéuticas. Se le atribuye la propiedad de conectar el cerebro físico con el chakra Corona, y por lo visto ejerce también efectos positivos sobre todos los chakras y sobre el aura. La meditación sobre este símbolo inicia automáticamente la Órbita Microcósmica, con la circulación de ki a través de los canales centrales de la energía y del organismo. Durante la meditación el símbolo parece cambiar de aspecto y da lugar a otras imágenes. El empleo del Antahkarana se recomienda para eliminar energías negativas de las personas o de los objetos, y puede usarse para purificar cristales.

He visto representaciones holográficas del Antahkarana empotradas en tablas cuadradas de madera y por lo visto goza de gran popularidad en el Medio Oeste norteamericano, a título de dispositivo protector, pues todas las personas que me han mostrado este símbolo y lo juzgan positivo y sagrado eran oriundas de dicha región. No creo que sea uno de los símbolos Reiki perdidos, pero es positivo por sus cualidades propias y se dice que no admite intenciones negativas; aparte sus antecedentes milenarios, viene siendo utilizado desde hace años por muchos terapeutas que han puesto a prueba las propiedades de su energía.

Vale la pena citar otra colección de símbolos utilizados para la curación psíquica, que es la de once caracteres publicada por Frank Homan en su libro *Kofutu Touch* Healing (Sunlight Publishing, 1986). Son unos símbolos de aspecto muy moderno y presentados con gran pulcritud en dicha fuente, junto con una colección de posturas físicas de las manos, en la que figuran asimismo las posturas Reiki. Aunque debo reiterar, una vez más, que no son símbolos Reiki, son terapéuticamente válidos y se puede tener la seguridad de que funcionan. No digo que sean tan potentes como los símbolos Reiki, ya que no ejercen unos efectos tan concentrados, pero me parecen válidos y positivos, de manera que tal vez interese el experimentar con ellos.

Con esto queda expuesto lo tocante a los símbolos para el Reiki III, y en particular los dos símbolos Reiki que han constituido el tema de este capítulo. Le incumbe ahora al alumno o alumna la elección entre las versiones moderna y tradicional del Dai-Ko-Myo.

He explicado asimismo el Raku. Sobre ambos símbolos todavía será preciso volver más adelante. He comentado otros símbolos no Reiki, y en este punto debo prevenir al lector o lectora que cuando haya alcanzado el grado de maestría seguramente sufrirá una inundación de símbolos nuevos, lo mismo que me ha ocurrido a mí, y quizá se vea en la precisión de orientarse y averiguar poco a poco lo que hacer con ellos y si utilizarlos o no.

BIBLIOGRAFÍA

Arnold, Larry y Nevius Sandi, *The Reiki Handbook*, PS1 Press, Harrilsburg (Pennsylvania) 1982.

Baginski, Bodo y Sharamon, Shalila, *Reiki: Universal Life Energy*, LifeRhythm Press, Mendocino (Caifornia) 1988.

Bailey, Alice, *The Rays and the initiations*, vol. V, Lucius Publishing Company, Nueva York (N.Y.) 1972.

Birnbaum, Raoul, *The Healing Buddha*, Shambala Publications, Inc., Boulder (Colorado)1979.

Blofeld, John, *Bodhisattva of Compassion: The Mystical Tradition of Kuan Yin*, Shambala Publications, Inc., Boston (Massachusetts) 1977; *The Tantric Mysticism* of *Tibet:*

A Practical Guide to the Theory, Purpose and Techniques of *Tantric Mysticism*, Arkana Books, Nueva York (N.Y.) 1970.

Boucher, Sandy, *Turning the Wheel: American Women Creating the New Buddhism*, Beacon Press, Boston (Massachusetts) 1993.

Brennan, Barbara Ann, *Light Emerging: The Journey of Personal Healing*, Bantam Books, Nueva York (N.Y.) 1993.

Fran Brown, *Living Reiki: Takata's Teachings*, LifeRhythm Press, Mendocino (California) 1992.

Bruyere, Rosalyn L. y Farrens, Jeanne, recopiladoras, *Wheels of Light: A Study of the Chakras*, vol. 1, Bon Productions, Sierra Madre (California) 1989.

E.A. Burtt, *The Teachings of the Compassionate Buddha,* Mentor Books, Nueva York (N.Y.) 1955.

Chaney, Earlyne y Mess1ck, William L., *Kundalini and the Third Eye,* Astara, Inc., Upland (California) 1980.

Chang, Dr. Stephen T., *The Tao of Sexology: The Book* of *infinite Wisdom,* Tao Publishing, San Francisco (California) 1986.

Chia, Mantak y Chia, Maneewan, *Awaken Healing Light of the Tao,* Healing Tao Books, Huntington (New York) 1993.

Chia, Mantak, *Awakening Healing Energy Through the Tao,* Aurora Press, Santa Fe (Nuevo México) 1883.

Mackenzie Clay, A.J., *The Challenge to Teach Reiki,* New Dimensions, Byron Bay, NSW (Australia) 1992; *One Step Forward for Reiki,* New Dimensions, Byron Bay, NSW (Australia) 1992.

May Coddington, *In Search of the Healing Energy,* Destiny Books, Nueva York (N.Y.) 1978.

Marciniak, Barbara y Thomas, Tera, recopiladoras, *Bringers of the Dawn: Teachings from the Pleiadians,* Bear and Company Publishing, Santa Fe (Nuevo México) 1992.

Mitchell, Paul David, *Reiki: The Usui System* of *Natural Healing,* prospecto de The Reiki Alliance, Coeur d'Alene (Idaho) 1985.

Mookerjee, Ajit, *Kundalini: The Arousal of the inner Energy,* Destiny Books, Rochester (Vermont) 1991.

Packer, Duane y Roman, Sanaya, *Awakening Your Light Body,* Lumin Essence Productions, Inc., Oakland (California) 1989, colección de cintas de audio (6 vols.).

Rambach, Pierre, *The Secret Message of Tantric Buddhism,* Rizzoli international Publications, Nueva York (N.Y.) 1979.

Rand, William L., «A Meeting With Phyllis Furumoto», en *Reiki News,* primavera de 1992, pp. 1-2; *Reiki: The Healing Touch, First and Second Degree Manual,* Vision Publications, Southfield (Missouri) 1991.

Starhawk, *The Spiral Dance: A Rebirth of the Ancient Religion of the Great Goddess,* Harper and Row Publishers, San Francisco (California) 1979.

Steadman, Alice, *Who is the Matter With Me?*, ESPress, Inc.,Washington D.C. 1966.

Stein, Diane, *The Natural Remedy Book for Dogs and Cats*, The Crossing Press, Freedom (California) 1994; *Natural Healing for Dogs and Cats*, The Crossing Press, Freedom (California) 1993; *Dreaming the Past, Dreaming the Future: A Herstory of the Earth*, The Crossing Press, Freedom (California) 1991; *El libro de los remedios naturales para la mujer*, Robinbook, 1993.

Takata, Hawayo, *The History of Reiki as Told by Mrs. Takata*, The Center for Reiki Teaching,

Wallace, Amy y Henkin, Bill, *The Psychic Healing Book*, The Wingbow Press, Berkeley (California) 1978.

Weinstein, Marion, *Positive Magic: Occult Self-Help*, Phoenix Publishing Co., Custer (Washington) 1981.